Yoga: guía completa para principiantes

Las 63 posturas más importantes para perder peso, eliminar el estrés y hallar la paz interior.

Contenidos

Introducción

Visto desde fuera, el Yoga puede parecer algo esotérico, una práctica mística reservada exclusivamente a monjes tibetanos y seguidores de la espiritualidad. Nada más lejos de la realidad: el Yoga no solamente es apropiado para todo el mundo, sino que, siempre que posea la actitud adecuada, es muy sencillo de aprender, y sus beneficios se muestran en seguida.

De hecho, numerosos estudios han confirmado que, con solo una clase de Yoga, los pacientes de un hospital psiquiátrico son capaces de reducir significativamente tensión, ansiedad, depresión, ira, hostilidad y cansancio.

En este libro aprenderá por qué tanta gente de éxito como Robert Downey Jr., Jennifer Aniston o Russel Brand reservan un tiempo de sus apretadas agendas para dedicarlo esta práctica que le cambiará la vida: el Yoga.

Este libro le mostrará cómo introducir técnicas sencillas de Yoga en su rutina diaria, lo que le llevará inexorablemente a una vida más saludable, feliz y exitosa.

Está usted a punto de embarcarse en un viaje que le devolverá al estado de paz, alegría y felicidad para el cual nació.

¿Qué es el Yoga?

Antes de introducirnos en la práctica de diferentes posturas de Yoga, deberíamos saber de qué hablamos en realidad y cuál es su objeto. El Yoga se ha venido practicando en India durante miles de años. La propia palabra *Yoga* proviene del sánscrito y se vincula a la palabra inglesa *yoke* (yugo). De la misma manera que con el yugo se une el buey al carro o al arado, el *Yoga* une cuerpo y mente, integrándolos. A un nivel espiritual, el Yoga une la experiencia personal e individual a una experimentación de la realidad absoluta.

La palabra *Yoga* hace referencia a una amplia variedad de antiguas prácticas espirituales indias. Estas prácticas fueron creadas para liberar al individuo de la experiencia vulgar, reprimida y limitada de su "yo" y del mundo, llevándolo a estado de completa libertad, pura e ilimitada.

Así pues, a partir de ahora, podemos deshacernos de la idea de que, en lo relativo al Yoga, usted necesita afiliarse a algún grupo religioso y abandonar sus propias creencias, adoptando un nuevo corpus de doctrinas y rituales extraños. Si no le atraen las ideas metafísicas del Yoga en cuanto a transformación espiritual, esto no supone ningún problema. El Yoga es, en primer lugar y más importante, *personal, práctico y empírico*. Lo que obtenga de él dependerá de lo que usted aporte; de las metas y propósitos por los que lo practique dependerá qué tipo de efectos positivos ejercerá en su vida.

Popularmente se percibe al Yoga como un sistema de movimientos y posturas físicas que implican retorcerse y doblarse. Algunos incluso pueden creer que el Yoga es un tipo de exaltación de los estiramientos. Pero algo más que meros estiramientos. Se trata de crear un equilibrio entre cuerpo y mente, uniéndolos y llevándolos a una comunicación más profunda

Las más recientes investigaciones acerca de los efectos del Yoga en cuerpo y mente han demostrado que esta práctica física presenta enormes beneficios para la salud tanto física como psicológica. Que puede ayudarle a perder peso, tonificar los músculos, tratar una gran cantidad de problemas médicos, mejorar su flexibilidad y postura, mantener sus músculos relajados y ágiles, regular su apetito, etc. También disminuye afecciones psicológicas tan comunes como el estrés, la ansiedad, la depresión, mejora la concentración y la autopercepción y, en general, estimula su estado de ánimo y su capacidad mental.

El Yoga proporciona una intensa sensación de bienestar físico y psicológico. A través de la práctica del Yoga, su cuerpo y mente estarán cada vez más interconectados. He aquí la principal enseñanza del Yoga: al conectar con nuestro cuerpo de una manera más profunda, podemos ir más allá en nuestra experiencia del mundo como seres físicos. Esto, a su vez, enriquecerá nuestras vidas, porque aportaremos la percepción consciente obtenida con el Yoga a nuestro mundo cotidiano.

Para terminar, es necesaria una advertencia acerca de las prácticas que veremos a continuación. Alguna de las posturas de Yoga puede entrañar peligro si no se realizan con cuidado. Podría lastimarse intentando adoptar alguna de ellas. Así que tenga mucho cuidado. Escuche siempre lo que su cuerpo le diga y no continúe si comienza a sentir incomodidad o dolor. A veces su cuerpo le susurrará "uhm, creo que no" y otras le gritará "¡QUE NO, PARA YA!". Tenga mucho cuidado y haga caso de estos mensajes.

Aunque el presente libro pretende proporcionarle una guía de acceso a las posturas físicas y a la vertiente meditativa del Yoga, le recomiendo vivamente que aprenda esta disciplina bajo la supervisión de un instructor cualificado. Un buen maestro podrá ayudarle a evitar errores y daños, corregirá su postura y le guiará hacia etapas más avanzadas de su práctica, a medida que usted se introduce más profundamente en el Yoga.

Posturas de Yoga para una salud perfecta

Este capítulo está dividido en varios apartados. El primero trata sobre la secuencia de posturas de la *Surya Namaskara*, que es una de las prácticas del Yoga más famosas e importantes. Las posturas de la *Surya Namaskara* poseen múltiples beneficios para cuerpo y mente, alivian las situaciones de estrés mejorando el ánimo, promueven la pérdida de peso y el tono muscular y ayudan a mejorar numerosas enfermedades y afecciones. La *Surya Namaskara* supone un medio tan poderoso de mejorar la salud general que le hemos dedicado una sección propia.

Los otros apartados del capítulo se dividen en función de los diferentes objetivos a obtener con la práctica de cada postura. Hay un apartado para la pérdida de peso y el tono muscular, otra para varias aplicaciones terapéuticas, para el alivio de los problemas de espalda y para reducir la ansiedad y la depresión. Muchas de las posturas son beneficiosas para más de una cuestión concreta, pero han sido organizadas en función de su beneficio principal.

Surya Namaskara / Grupo de Saludos al Sol

Las asanas de este grupo forman una de las prácticas más populares y centrales del Yoga. El nombre proviene de *surya*, el sol, y *namaskara*, que quiere decir homenaje o agradecimiento. Las asanas de este grupo poseen múltiples beneficios físicos y los multiplican al constituir una forma de honrar la positiva y dadora de vida luz del sol. Quien practica la *Surya Namaskara* se imbuye de la beneficiosa y revitalizante energía del sol, llenando de vida su cuerpo, mente y espíritu.

La investigación científica corrobora el conocimiento tradicional acerca de los beneficios de la *Surya Namaskara*. Aún si usted no practicara otras posturas, diez o veinte minutos diarios de *Surya Namaskara* reducirían su nivel de estrés e incrementarían su salud física general. Los investigadores han señalado diferencias entre las prácticas rápida o lenta de esta secuencia. La ventaja de recorrer las posturas varias veces con cierta velocidad es parecida a la que proporcionan otros ejercicios aeróbicos y mejora la salud cardiovascular y respiratoria. Proporciona formidables beneficios generales, promueve la pérdida de peso, mejora las digestiones, fortalecen los músculos abdominales, reduce el estrés, aumenta la flexibilidad, tonifica los músculos de brazos y piernas, fortalece la espalda, rejuvenece y, para las mujeres, facilita un ciclo menstrual más regular.

Existen doce posturas que se adoptan como parte de una secuencia única, que son siete posturas iniciales que luego se repiten en sentido contrario, regresando hasta la postura inicial. Entenderá lo que esto significa a medida que vayamos estudiando las posturas una a una y aprendiendo cómo todas ellas fluyen conjuntamente.

1. Pranamasana / Postura de la Oración

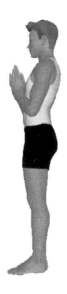

Comience de pie con los pies juntos. Espalda, cuello y cabeza han de mantenerse rectos, de forma que todo su cuerpo se encuentre alineado. Una las palmas de las manos a la altura de su corazón en gesto de respeto. Respire con normalidad, de forma relajada. Permita que su cuerpo se relaje, eliminando toda tensión, y sienta su peso donde los pies tocan el suelo. Continúe respirando suavemente, inspirando y espirando, concentrando su atención en los demás movimientos de la respiración. Puede cerrar los ojos o mantenerlos abiertos, con la mirada perdida hacia delante.

La *Pranamasana* establece un estado mental descansado y meditativo para comenzar la sesión. Le inducirá a relajarse y le permitirá centrarse en su interior, proporcionándole calma y concentración.

Beneficios: La *Pranamasana* relaja la mente, aumenta la concentración y proporciona sensación de equilibrio a cuerpo y mente.

2. Hasta Uttanasana / Postura de los Brazos Alzados

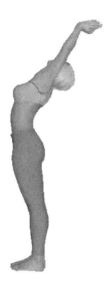

De pie, desde la Postura de la Oración, alce todo lo que pueda ambos brazos sobre su cabeza al tiempo que inspira. Los brazos deberán estar separados, a la distancia de los hombros. Arquee los brazos, cabeza y torso hacia detrás en una curva suave, de manera que pueda sentir cómo se estiran los músculos de su abdomen.

Beneficios: Esta postura estira y tonifica los músculos abdominales, involucrando además los músculos de brazos, hombros y espalda. Ayuda específicamente a mejorar varios problemas de la columna y la rigidez y tensión de espalda y hombros. La *Hasta Uttanasana* incrementa la capacidad de los pulmones ensanchando la caja torácica y abriendo el pecho. También mejora la digestión al estirar los órganos abdominales.

3. Padahastasana / Postura de las Manos a los Pies

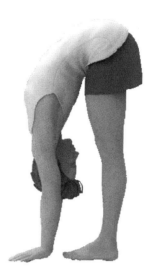

Al tiempo que expira, dóblese hacia delante y toque el suelo con los dedos o las palmas de las manos a ambos lados de sus pies. No doble las rodillas: mantenga las piernas rectas. Si puede, tóquese las rodillas con la cabeza. Esto puede resultar complicado al principio, encontrando dificultad para tocar el suelo completamente con las manos.

Es importante recordar, tanto en esta como en todas las posturas de Yoga, que no debe forzar su cuerpo en una postura que el cuerpo no desee mantener. El Yoga no consiste en la repetición mecánica de posturas. Consiste en llegar a armonizar cuerpo y mente de manera conjunta. A medida que su mente se encuentre en mayor sintonía con su cuerpo, será más consciente de los mensajes que éste le envíe. Si experimenta cualquier tipo de dolor o presión al intentar adoptar una postura, esto significa que el cuerpo le está enviando una señal clara: *No, no me fuerces, cede un poco.* Así que escuche estos mensajes y no se presione más allá de lo que le resulte cómodo. Si no puede hacerlo por completo, dóblese hasta donde pueda y no intente ir más allá. Con el tiempo irá mejorando su flexibilidad.

Beneficios: La *Padahastasana* estira y alarga los músculos de su espalda y sus piernas, en concreto los tendones de las corvas. Permite que su espalda y hombros se relajen. También mejora el estado de las muñecas y puede aliviar los síntomas del síndrome del túnel carpiano. Mejora la digestión acabando con ciertos problemas abdominales y puede ayudar a aliviar el estreñimiento. También mejora la circulación.

4. Ashva Sanchalanasana / Postura Ecuestre

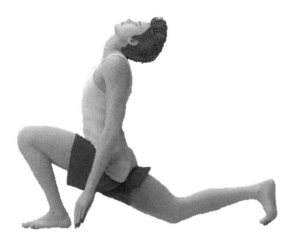

Desde la Postura de las Manos a los Pies, con las palmas en el suelo y mientras inspira, estire la pierna derecha hacia atrás tan lejos como pueda. Al mismo tiempo, doble la rodilla izquierda sin mover el pie izquierdo de su posición. Doble la espalda y el cuello, de forma que la cabeza se incline hacia atrás, dirigiendo sus ojos directamente hacia arriba. Al completar la postura, las yemas de sus dedos deberían continuar tocando el suelo, estando las manos separadas a la anchura de los hombros y a ambos lados de su pie izquierdo.

Beneficios: Esta postura estira, fortalece y mejora la flexibilidad de los músculos de las piernas. También alarga los órganos abdominales, estimulando su funcionamiento.

5. Adho Mukha Svanasana / Postura del Perro Boca Abajo

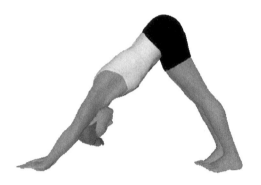

Desde la Postura Ecuestre, lleve el pie izquierdo hacia atrás y colóquelo junto al derecho al tiempo que exhala. Al mismo tiempo, estire los brazos y piernas y empuje los glúteos hacia el techo. Baje su cabeza colocándola entre los brazos, de manera que las orejas se encuentren alineadas con ellos. Presione los talones contra el suelo. Respire profundamente durante un rato, sintiendo el estiramiento en pantorrillas, muslos, hombros y brazos.

Repetiremos la importancia de no forzar la postura para evitar cualquier daño. Acérquese lo más posible a ella siempre que le resulte cómodo, nunca vaya más allá.

Beneficios: La Postura del Perro Boca Abajo estira piernas, brazos, hombros y columna vertebral, fortaleciendo sus músculos. Al apretar el suelo con los talones, se estiran los músculos de la pantorrilla, lo que puede mejorar afecciones como la tendinitis del pie. Mejora la digestión y el sistema inmunológico al tiempo que estimula la circulación. La postura hacia debajo de la cabeza mejora el flujo de sangre hacia los senos paranasales. También proporciona energía a cuerpo y mente y ayuda a reducir el estrés.

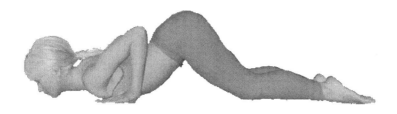

Esta postura se llama así por los ocho puntos del cuerpo que tocan el suelo mientras se adopta una posición boca abajo. Desde la Postura del Perro Boca Abajo, deslícese por el suelo de tal forma que rodillas, pecho, manos y barbilla lleguen a tocarlo. Los dedos de los pies están doblados, apoyados sobre el suelo. Glúteos y abdomen se encuentran alzados, en el aire, y los hombros rozan el dorso de las manos. Los ojos miran al frente.

Cuando se mueva hacia la *Ashtanga Namaskara,* no inspire ni espire, sino que debe contener la respiración durante el tiempo en que mantenga la postura; esto eso, se moverá hacia el Saludo de los Ocho Puntos desde la Postura del Perro Hacia Abajo *después* de espirar.

Beneficios: El Saludo de los Ocho Puntos fortalece los músculos de brazos, piernas y pecho, y ayuda a soltar la parte superior de la columna vertebral, aportando flexibilidad al cuello y al área entre los omóplatos.

7. Bhujangasana / Postura de la Cobra

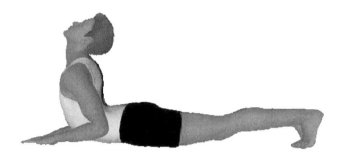

Descienda las caderas hacia el suelo. Al tiempo que inspira, estire un poco los brazos, manteniéndolos, aún, ligeramente doblados. Curve la espalda y levante el pecho del suelo. Doble la cabeza hacia atrás, mirando hacia lo alto. Sólo debe alzar su pecho y arquear la espalda lo que pueda, sin elevar sus caderas y el área pélvica del suelo; a no ser que su columna sea muy flexible los codos le quedarán algo flexionados. Los pies pueden yacer planos en el suelo o en equilibrio sobre los dedos doblados. Contraiga las nalgas para eliminar presión de la zona lumbar.

Beneficios: La Postura de la Cobra aumenta la flexibilidad en la columna vertebral, ayudando a aliviar tensiones, especialmente en la zona lumbar. Estira los músculos de pecho y abdomen, estimula los órganos abdominales, en concreto mejorando la digestión y ayudando a aliviar el estreñimiento. Mejora su estado anímico y alivia el estrés. En las mujeres, ayuda a regular la menstruación.

Contraindicaciones: Si presenta problemas en la columna vertebral o dolor en la espalda, puede que encuentre esta postura un poco molesta o dolorosa, por lo que no deberá obligarse a adoptarla. Tenga cuidado con su columna vertebral, mantenga sus codos flexionados y no arquee la espalda hasta el punto de incomodidad.

14

8. Adho Mukha Svanasana / Postura del Perro Hacia Abajo

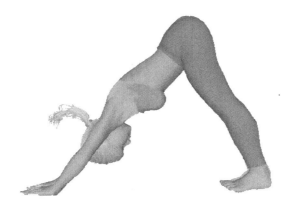

Al tiempo que expira, regrese a la Postura del Perro Boca Abajo como hizo antes, de nuevo alzando los glúteos hacia el techo, apretando los talones en el suelo y bajando la cabeza hasta colocarla entre los hombros. Comenzando por el paso 8, recorrerá la misma secuencia *al revés,* de forma que las posiciones serán las mismas anteriormente descritas.

9. Ashva Sanchalanasana / Postura Ecuestre

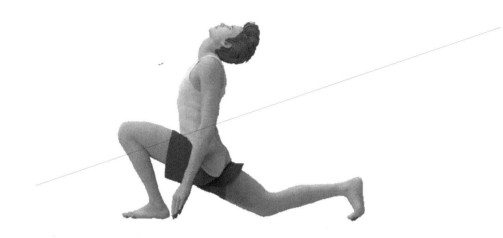

Desde la Postura del Perro Hacia Abajo, doble la pierna izquierda y llévela hacia adelante de manera que el pie se encuentre entre sus manos. Regrese a la Postura Ecuestre tal y como hizo antes, con la pierna izquierda hacia delante y la derecha estirada hacia atrás. (Al repetir la secuencia entera de doce posturas, cambiará (4) y (9) manteniendo la pierna derecha hacia delante y la izquierda extendida hacia atrás.)

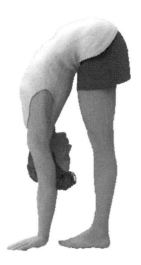

Al tiempo que exhala el aire, doble su pierna derecha y llévela hacia delante de forma que se coloque junto a la izquierda. Estire las rodillas y mantenga sus manos en el suelo junto a las piernas, regresando a la *Padahastasana* tal y como hizo antes.

11. *Hasta Uttanasana / Postura de los Brazos Alzados*

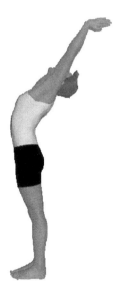

Al tiempo que inspira, regrese hasta la *Hasta Uttanasana* de la misma manera que lo hizo antes, estirando su cuerpo y elevando sus brazos todo lo que pueda por encima de su cabeza, al tiempo que arquea su espalda y cuello.

12. Pranamasana / Postura de la Oración

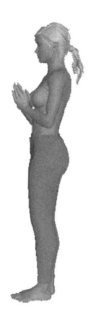

Al tiempo que exhala el aire, estire la espalda y baje los brazos, uniendo las manos, presionando las palmas una contra la otra, en gesto de respeto.

Esto completa la primera mitad de la secuencia de la *Surya Namaskara*. Desde la Postura de la Oración, permita a sus brazos pender libremente a ambos lados de su cuerpo, relaje sus músculos mientras respira profundamente y concentra su mente en el reconfortante ritmo de su respiración. Regrese entonces a la Postura de la Oración y vuelva a recorrer las doce posturas, esta vez con la pierna derecha hacia adelante en lugar de la izquierda en la Postura Ecuestre, en los pasos (4) y (9).

Podrá recorrer los doce pasos de la *Surya Namaskara* una vez o varias, dependiendo de su tiempo y de cuánto beneficio desea obtener de ello. Al principio, probablemente sería sensato mantener las repeticiones en un número entre uno y tres, mientras su cuerpo se acostumbra. Cuando haya terminado, puede permitirle a su cuerpo descansar en la Postura del Cadáver o *Shavasana*, lo que permitirá que se relajen su respiración y su frecuencia cardíaca, al tiempo que su mente descansa libremente. La Postura del Cadáver será descrita en el capítulo acerca de las Posturas de Descanso.

La *Surya Namaskara* puede ser realizada de forma veloz o lenta, dependiendo de su propósito. Si recorre la secuencia lentamente, mantenga cada postura entre quince y treinta ciclos de respiración, lo que permitirá a sus músculos y mente relajarse en profundidad. La práctica de la *Surya Namaskara* en modo lento mejora radicalmente la capacidad de relajación de cuerpo y mente, induce a un estado de meditación profunda y aumenta la percepción del propio cuerpo. Además de este desarrollo de la percepción meditativa y la integración de cuerpo y mente, puede también ejercer un efecto enorme en la reducción de estrés y ansiedad, paliando la depresión y regulando su estado de ánimo, lo que le puede ayudar a permanecer en calma y feliz a lo largo del día.

Si se realiza rápidamente, la *Surya Namaskara* es un poderoso entrenamiento cardiovascular que endurece los músculos de todo el cuerpo, mejora la respiración y la circulación y ayuda en la pérdida de peso, además de los beneficios físicos concretos de cada postura. No hace falta añadir que una cantidad saludable de ejercicio mejora enormemente el estado de ánimo y ayuda a reducir el estrés. Pero, en general, podríamos decir que practicar la secuencia de forma lenta proporciona beneficios meditativos y mentales, mientras que si se hace rápidamente se obtienen beneficios corporales.

Chandra Namaskara

Después de la secuencia de posturas de la *Surya Namaskara,* puede que encuentre muy positiva la práctica de la *Chandra Namaskara*—esto es, el Saludo a la Luna. El Saludo al Sol desarrolla las energías caliente, activa, masculina y solar de cuerpo y mente, mientras que el Saludo a la Luna cultiva los aspectos femenino y lunar, que son fríos y suaves. El Saludo al Sol se relaciona con la energía del canal derecho, o *pingala,* de la sutil red energética que recorre el cuerpo, mientras que el Saludo a la Luna trabaja más con la energía del canal *ida,* del lado izquierdo del cuerpo. De todo esto hablo más detalladamente en mis libros Chakras y Kundalini.

Con la adición de la *Chandra Namaskara,* su rutina de Yoga pasa a ser más equilibrada. Si en su práctica sólo realizase el Saludo al Sol, sin equilibrarlo con el Saludo a la Luna, podría encontrarse con algún tipo de déficit o unilateralidad.

La secuencia de la *Chandra Namaskara* es la misma que la del Saludo al Sol, con la diferencia de que existe una postura extra *después* de la Postura Ecuestre, en los pasos 4 y 9. Tendríamos entonces catorce posturas en total, lo que se vincula con los catorce días de luna creciente y los catorce de luna menguante. La postura extra en la *Chandra Namaskara* es la *Ardha Chandrasana,* o Postura de la Media Luna.

4b, 9b. Ardha Chandrasana / Postura de la Media Luna

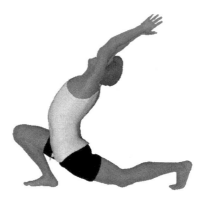

En la Postura Ecuestre, una pierna se encuentra doblada hacia delante mientras que la otra está extendida hacia atrás. Los dedos de ambas manos tocan el suelo y la espalda y el cuello se encuentran arqueados hacia atrás.

La posición del cuerpo en esta postura es más o menos igual. Desde la Postura Ecuestre, alce sus manos del suelo y una las palmas delante del pecho. Estire los brazos por encima de su cabeza y cúrvelos hacia atrás. Mantenga brevemente esta postura y devuelva los dedos de las manos hasta el suelo, de nuevo a la Postura Ecuestre, antes de continuar a la siguiente Postura de la secuencia.

Tal y como ocurría en el Saludo al Sol, se recomienda practicar el Saludo a la Luna al comienzo de su rutina. La hora perfecta para practicar el Saludo al Sol es por la mañana, al amanecer, o cuando el sol se encuentre alto en el cielo, mientras que el Saludo a la Luna es más adecuado para el atardecer, bajo la luz de la luna. El momento ideal para practicar el Saludo a la Luna es durante la luna llena.

Posturas para soltar las articulaciones

Si nunca ha practicado Yoga con anterioridad, alguna de las posturas que impliquen mayor estiramiento o flexibilidad pueden resultarle intimidantes. En lugar de dejarse vencer por este reto, sería recomendable que se iniciase en esta práctica comenzando con algunos ejercicios que le permitan soltar sus articulaciones. Estos ejercicios actúan directamente sobre áreas que normalmente se encuentran en tensión, liberándolas de manera que puedan flexionarse con mayor facilidad durante las demás prácticas de Yoga.

Puede comenzar realizando únicamente los ejercicios para soltar las articulaciones. O, si siente que se encuentra en condiciones para comenzar directamente pero aun así piensa que le puede venir bien soltarse un poco, puede comenzar su sesión de Yoga con estos ejercicios, antes de la *Surya Namaskara*.

Griva Sanchalana / Rotación de Cuello

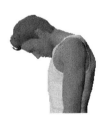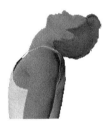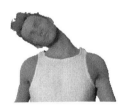

Siéntese en el suelo. Puede sentarse con las piernas cruzadas o estiradas delante de usted, no existe mucha diferencia en lo que respecta al propósito de este ejercicio.

Permita que su cabeza penda lo máximo posible hacia delante, manteniendo la espalda recta. Relaje los músculos de su cuello y deje que su mentón caiga hasta donde pueda.

Gire la lentamente cabeza en el sentido de las agujas del reloj. Si nota cualquier tipo de tensión en el cuello proceda aún más despacio e intente relajar al máximo los músculos del cuello. Al girar, la cabeza pasará de estar completamente caída hacia adelante a la postura contraria, completamente hacia atrás, y de nuevo hacia delante.

Inspire al tiempo que su cabeza se mueve de adelante hacia detrás y espire al devolverla a su posición original. Repita este movimiento de rotación siete veces, para terminar con la cabeza hacia delante.

Repita, esta vez trazando movimientos en sentido contrario al de las agujas del reloj y manteniendo el mismo patrón de respiraciones. De nuevo, hágalo siete veces.

Beneficios: La rigidez del cuello es un problema muy común, producido como consecuencia de un trabajo sedentario durante períodos prolongados, o por la postura que adoptamos al dormir. Estos movimientos sueltan el cuello aliviando rigidez y tensión. También le permitirá realizar movimientos de Yoga más avanzados.

Skandha Chakra / Rotación de Hombros

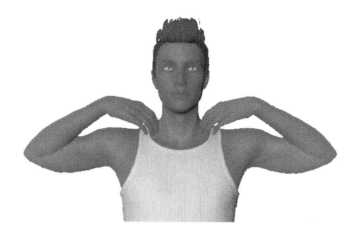

La siguiente área que debemos atender se encuentra en los hombros, otra zona que normalmente presenta problemas debidos al estrés, la mala postura en los trabajos sedentarios, etc. Siéntese igual que hizo durante la Rotación de Cuello.

Mantenga la espalda recta al realizar este ejercicio. Toque los hombros con los dedos; a continuación, rote ambos brazos, trazando un amplio círculo con los codos y tratando de unir ambos cuando se encuentren en el punto más alto del mismo. En el punto más bajo, roce sus orejas con el dorso de las manos. Inspire cuando el movimiento sea hacia arriba y espire cuando sea hacia abajo.

Repítalo siete veces y otras siete en sentido contrario.

Beneficios: Además de aliviar la tensión habitual de los hombros, este movimiento los abre y fortalece, corrigiendo esa postura encorvada y con la espalda echada para adelante tan común en mucha gente.

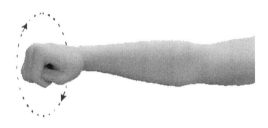

Siéntese tal y como hizo en los anteriores dos ejercicios. Estire ambos brazos al frente, en paralelo al suelo y cierre los puños. De vueltas a las muñecas en un movimiento circular. Asegúrese de que sus brazos están perfectamente rectos, sin que se doblen los codos. En ese espacio limitado, trate de mover sus muñecas al máximo.

Realice siete rotaciones en un sentido y otras siete en el contrario.

Beneficios: Además de soltar sus muñecas permitiéndole practicar después movimientos más avanzados, este ejercicio le ayudará a aliviar el dolor y el daño que pueden producirle períodos prolongados de mecanografía, etc., tales como el síndrome del túnel carpiano.

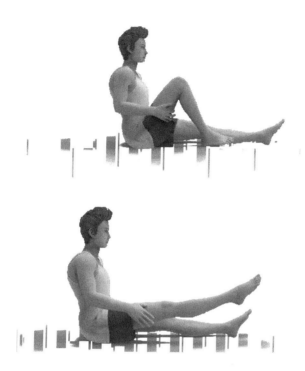

Siéntese en el suelo con las piernas extendidas y la espalda recta. Atraiga la rodilla izquierda hacia usted, sujetando el interior del muslo con ambas manos justo bajo de la rodilla y dejando que el pie izquierdo flote sobre el suelo sin tocarlo. A continuación, estire de nuevo la pierna.

Repita siete veces este movimiento con su pierna izquierda, luego haga lo mismo con la derecha.

Beneficios: Los dolores y las afecciones de rodilla son hoy en día extraordinariamente comunes, por lo que este ejercicio actúa sobre ellas, proporcionándoles mayor ligereza, aliviando cualquier tipo de tensión, y aumentando su flexibilidad y capacidad de movimiento.

Posturas de Yoga para la pérdida de peso y el tono muscular

Más allá de la *Surya Namaskara* existen muchas otras posturas de Yoga que facilitan la pérdida de peso y la tonicidad muscular. Es difícil señalar únicamente unas cuantas posturas para esta categoría, dado que la pérdida de peso es uno de los muchos beneficios del Yoga en general, pero he elegido unas cuantas que son particularmente interesantes para deshacerse de esos kilos de más. Si añade usted estas posturas a una práctica vigorosa y veloz de la *Surya Namaskara*, se encontrará en vías de perder peso, lucirá más en forma y logrará un mayor bienestar general, físico y mental.

Tadasana / Postura de la Palmera

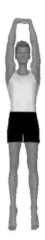

Afiáncese sobre los pies juntos o ligeramente separados y deje caer libremente los brazos a ambos lados de su cuerpo. Elévelos por encima de su cabeza y entrelace los dedos, volviendo las palmas hacia arriba de manera que señalen al techo. A continuación, baje las manos hasta que los nudillos reposen sobre su cabeza.

Mire hacia un punto concreto que se encuentre frente a usted y no aparte la mirada de ese sitio. Al tiempo que inspira, estire los brazos todo lo que pueda por encima de su cabeza, elevando sus hombros y pecho al mismo tiempo. Póngase de puntillas y estire todo su cuerpo en esta postura, manteniendo el equilibrio y la estabilidad durante unos momentos al tiempo que contiene la respiración.

A continuación, y al tiempo que expira, baje los talones y devuelva las manos a su posición de descanso reposando sobre su cabeza. Repítalo otras cinco veces, descansando unos instantes entre cada vuelta.

Beneficios: La Postura de la Palmera estira la columna vertebral e incluso puede llegar a incrementar su estatura. Fortalece los músculos de la zona media, tonificando los del abdomen y la espalda y mejorando el equilibrio general del cuerpo. También fortalece y tonifica los músculos de brazos y piernas.

Para una variación de esta postura, una vez que haya logrado una buena estabilidad y equilibrio en la *Tadasana,* intente caminar cuatro pasos hacia delante y hacia atrás al tiempo que mantiene el equilibrio sobre la punta de los dedos de los pies.

Tiryana Tadasana / Postura de la Palmera Oscilante

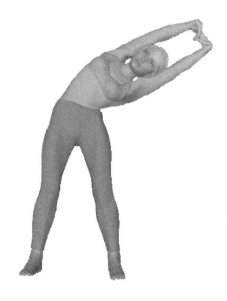

De pie con los pies separados algo más de medio metro y con los brazos bajados, enlace los dedos de las manos y vuelva las palmas hacia afuera. Al tiempo que inspira, eleve los brazos sobre su cabeza como en la *Tadasana*. Espire el aire y doble el cuerpo hacia la izquierda sin girar el abdomen ni moverse hacia adelante o hacia atrás. No inspire: contenga la respiración durante unos segundos. A continuación, inspire de nuevo al tiempo que se endereza y regresa a la primera posición.

Repita ahora el movimiento de flexión, esta vez hacia la derecha, al tiempo que exhala el aire. De nuevo mantenga esta postura durante unos segundos, conteniendo la respiración. Finalmente, exhale el aire al tiempo que baja de nuevo los brazos. Descanse un instante. Repita estos movimientos varias veces, hasta un total de entre cinco y diez.

Beneficios: La Postura de la Palmera Oscilante fortalece los músculos oblicuos, tonificándolos y eliminando los michelines. Involucra los músculos de difícil acceso que cubren la caja torácica. Sobre todo, proporciona equilibrio general a la parte central del cuerpo, mejorando la estabilidad de su postura. También estira la columna vertebral, aliviando afecciones menores de la misma como la hernia discal. También estimula la digestión y alivia los síntomas del estreñimiento.

Una vez haya encontrado estabilidad y flexibilidad con esta postura, puede intentar hacerlo sobre las puntas de sus pies, como en la *Tadasana*.

Ekapada Pranamasana / Postura de la Oración Sobre Una Pierna

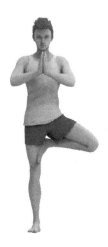

De pie con las piernas juntas y sus brazos colgando flojos, doble la rodilla derecha y sujete el tobillo con su mano derecha. Coloque la planta de su pie sobre la parte interior del muslo izquierdo y eleve el talón hacia el perineo. Hágalo lentamente, asegurándose de que mantiene el equilibrio en todo momento.

Lleve sus manos delante de usted como en la *Anjali Mudra*, el Gesto de la Oración. Mantenga esta postura durante un minuto o dos – o todo el tiempo que pueda mantener el equilibrio.

Relájese, devuelva el pie derecho al suelo y repítalo esta vez con el pie izquierdo.

Beneficios: Fortalece y tonifica los músculos de las piernas. Estira la ingle y el interior de los muslos. Ayuda a mejorar la sensación de equilibrios. Esta postura también intensifica la armonía entre los canales de ambos lados de su cuerpo.

Kati Chakrasana / Postura de Giro de Cintura

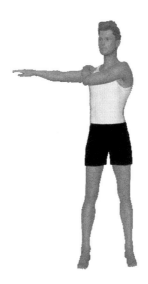

Con los pies separados aproximadamente medio metro y los brazos colgando, inspire y eleve los brazos extendidos a ambos lados del cuerpo, en paralelo con el suelo. A continuación, exhale el aire mientras gira el torso hacia la izquierda, moviendo la mano derecha hacia el hombro izquierdo, donde la apoyará, y deslizando a su vez la mano izquierda alrededor de la espalda hasta reposarla en la parte derecha de su cintura. Gire su cabeza todo lo que pueda hacia la izquierda, siempre sin llegar a hacerse daño, asegurándose en todo momento de que su cuello está recto y su postura erguida. Contenga la respiración durante unos momentos, estirando el abdomen y permitiendo que sus músculos se relajen. No separe los pies del suelo al realizar este movimiento.

A continuación, inspire regresando a la posición inicial y repita el giro, esta vez hacia la derecha. Contenga de nuevo la respiración e inspire de nuevo al regresar a la posición inicial.

Realice como mínimo cinco vueltas completas. El movimiento deberá realizarse suavemente, sin movimientos bruscos ni sacudidas. Si lo que desea es más un tipo de entrenamiento, gire a izquierda y derecha a mayor velocidad.

Beneficios: La Postura de Giro de Cintura estira y tonifica los músculos de cintura, espalda y caderas. También suelta brazos y hombros. Junto a la de la Palmera y la de la Palmera Oscilante, esta postura forma la tercera pata de una secuencia que puede ser realizada en cualquier momento del día en el que sienta cansancio o rigidez. Esta secuencia de tres pasos puede ser particularmente beneficiosa para oficinistas que permanecen sentados muchas horas, ya que suelta la columna vertebral, mejora el decaimiento, alivia el estrés y proporciona energía extra a cuerpo y mente.

Naukasana / Postura del Barco

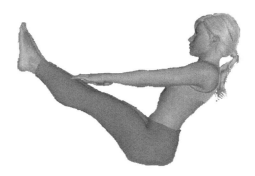

La Postura del Barco se realiza partiendo de una posición supina (en el suelo boca arriba), y se realiza mejor junto a otras posturas supinas. Desde esta posición, inspire y contenga la respiración al tiempo que eleva las piernas y el tórax, junto a hombros y cabeza. Mantenga los brazos estirados y paralelos al suelo con las palmas de las manos hacia el mismo. Su cuerpo ha de adoptar una postura triangular, apuntando al suelo, en equilibrio sobre los glúteos. Mantenga la columna recta y los ojos hacia sus pies

Mantenga esta postura el tiempo que pueda estar sin respirar, esto es, hasta que necesite volver a hacerlo. Al tiempo que regresa a la posición supina (*Shavasana*, tal y como se describirá en el capítulo dedicado a la relajación), exhale de nuevo el aire. Relaje los músculos de su cuerpo. Repita esta secuencia cuatro veces, hasta un total de cinco vueltas completas.

Beneficios: La Postura del Barco ejercita la parte central de su cuerpo, fortaleciendo y tonificando especialmente los músculos del abdomen y ayudando a eliminar el exceso de grasa en la zona del vientre. También fortalece y tonifica los músculos de hombros, brazos y muslos. Beneficia y mejora el funcionamiento de los órganos abdominales.

Ustrasana / Postura del Camello

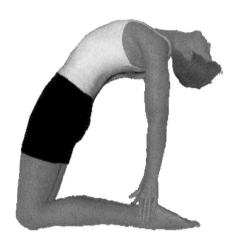

Arrodíllese con las piernas separadas a la anchura de las caderas, la espalda recta y los brazos colgando a ambos lados de su cuerpo. Mantenga las rodillas y los pies apoyados en el suelo. Inclínese hacia atrás y sujete primero un tobillo con la mano correspondiente; a continuación, haga lo propio con el otro tobillo. Presione el estómago hacia afuera manteniendo los muslos perpendiculares al suelo. Arquee espalda y cuello llevando la cabeza hacia atrás hasta que su rostro se dirija al techo. Apoye el peso de su cuerpo en sus brazos y en sus piernas, de tal manera que los brazos soporten la parte alta de la espalda. Respire de manera superficial mientras se encuentre en esta postura.

Si es usted principiante puede que encuentre difícil llegar a esta posición. No nos cansaremos de repetirlo: no se fuerce. Puede resultarle más sencillo apoyarse en las puntas de los pies en lugar de extenderlos rectos sobre el suelo.

Beneficios: La Postura del Camello estira todos los músculos de la parte frontal del cuerpo, incluyendo garganta, pecho, abdominales, muslos e ingles. Es un estiramiento particularmente recomendable para los flexores de las caderas. También obtiene excelentes resultados fortaleciendo la espalda y mejorando la postura. Como estira los músculos abdominales, también mejora la digestión.

Contraindicaciones: No intente la Postura del Camello si padece problemas importantes de espalda o hipertensión.

Ardha Halasana / Postura del Medio Arado

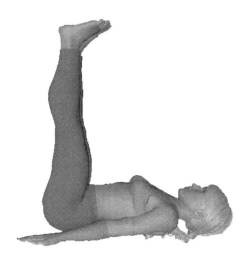

En posición supina (de espaldas en el suelo) y con las piernas juntas, álcelas lenta y simultáneamente al tiempo que inspira, hasta que se encuentren en ángulo recto con respecto al suelo. No debe elevar los glúteos, sino mantenerlos apoyados en plano sobre el suelo, lo mismo que la espalda. En esta postura han de ser sus abdominales las que realicen el trabajo. Contenga la respiración durante unos segundos, manteniendo la postura. A continuación, espire y baje lentamente las piernas al suelo.

Esto sería una vuelta completa. Deberá repetir de cinco a diez vueltas.

De forma alternativa puede llevar las piernas a un ángulo de cuarentaicinco grados con respecto al cuerpo. En ambos casos, al mantener las piernas en alto, sea a noventa, sea a cuarentaicinco grados, pruebe a separarlas y unirlas de nuevo, así como otros movimientos, lo que alcanzará a diferentes músculos abdominales.

Beneficios: La Postura del Medio Arado involucra y tonifica los músculos abdominales, elimina la grasa del vientre y le ayuda a acercarse más a la obtención de la "tableta de chocolate". También tonifica los músculos de los muslos y las caderas y mejora la digestión previniendo las flatulencias.

Esta es una postura previa a la más complicada *Halasana,* la Postura del Arado, que describiremos más adelante, por lo que debe aprenderla antes de intentar esta última.

Dhanurasana / Postura del Arco

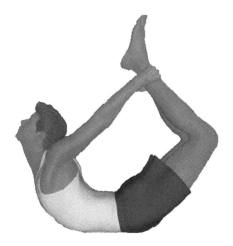

Yaciendo sobre su estómago, con la barbilla sobre el suelo y los pies separados a la distancia de las caderas, doble las rodillas y aproxime los talones a los glúteos todo lo que pueda. Sujete los tobillos con las manos y, manteniendo los brazos estirados, extienda las piernas de manera que su pecho y sus rodillas se alcen del suelo y los pies se muevan hacia arriba, alejándose del cuerpo. Abdomen y pubis han de permanecer sobre el suelo. Arquee el cuello para mirar directamente hacia arriba. Deberán ser sus piernas las que realicen el esfuerzo de mantener la posición de su cuerpo, permitiendo que el resto de sus músculos – espalda, abdominales, pecho, brazos - se relajen.

Continúe manteniendo esta postura y respirando durante aproximadamente veinte segundos. Espire y relaje suavemente los músculos de las piernas, descendiendo lentamente hacia el suelo. Realice cinco vueltas completas.

Beneficios: La Postura del Arco fortalece la espalda y las abdominales y tonifica los músculos de piernas, brazos y pecho. Mejora la flexibilidad y aminora el estrés.

Setu Asana / Postura del Puente

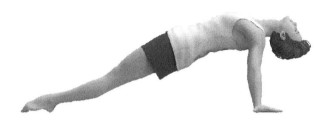

Siéntese en el suelo con las piernas estiradas frente a usted. Coloque las manos en el suelo aproximadamente a treinta centímetros por detrás de su cuerpo, con los dedos apuntando hacia atrás. Mantenga los codos estirados. Su postura debería ser ligeramente inclinada hacia atrás.

Inspire y, conteniendo la respiración, eleve cintura y tórax de manera que pies y manos toquen el suelo y el resto del cuerpo se curve hacia arriba. Lo perfecto sería que los pies se encontrasen planos sobre el suelo. Relaje el cuello y permita que su cabeza cuelgue suelta.

Mantenga la postura todo el tiempo que le resulte cómodo; a continuación, espire y baje lentamente el cuerpo hasta la posición inicial sentada.

Puede repetir esto diez veces.

Beneficios: La Postura del Puente fortalece y tonifica los músculos de la zona lumbar. También fortalece brazos y piernas. Mejora la postura y los problemas de espalda y fortalece el tendón de Aquiles.

Phalakasana / Postura de la Tabla

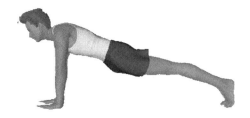

Comience de rodillas sobre el suelo; a continuación, eleve los glúteos de manera que sus muslos queden en vertical. Inclínese hacia delante y coloque sus manos sobre el suelo, con las palmas hacia abajo, justo debajo de sus hombros y a la anchura de éstos. Eleve los glúteos manteniendo estiradas las rodillas, manteniéndose en equilibrio sobre las manos y los dedos de los pies. Mantenga los glúteos ligeramente elevados, luchando contra la fuerza de la gravedad que empuja sus caderas hacia el suelo y curva su espalda. Mantenga la espalda recta y el cuello alineado con la columna vertebral, de tal manera que sus ojos queden mirando al suelo.

En la posición final, debería sentir cómo trabajan los músculos tanto de su espalda como de su abdomen. Manténgala tanto como pueda. Incluso podría notar cómo su cuerpo tiembla al mantener esta postura. Si resulta demasiado difícil soportar el peso sobre las manos, pruebe a apoyarse sobre los codos en la última posición.

Como variación, desde esta postura final, trate de levantar las piernas de manera alterna hasta que adopte la posición paralela al suelo y el peso se haya distribuido al otro pie.

Beneficios: La Postura de la Tabla tonifica los músculos abdominales y de la espalda. Fortalece brazos, hombros y muñecas y mejora el equilibrio.

Vasishtasana / Postura de la Tabla Lateral

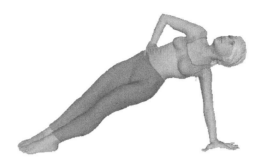

Desde la Postura de la Tabla, desplácese al lado de su pie derecho, de tal manera que este pie y su mano correspondiente soporten todo el peso del cuerpo. El pie izquierdo descansa sobre el derecho y la mano izquierda está apoyada en la cadera del mismo lado.

El brazo derecho deberá colocarse ligeramente adelantado, no perpendicularmente debajo del hombro. Mantenga la espalda recta, de tal manera que la columna se encuentre alineada con las piernas. Respire normalmente.

Como alternativa más sencilla, puede apoyar el peso del cuerpo sobre el codo en lugar de sobre la mano. En otra variante, eleve el brazo izquierdo hasta la posición vertical. También puede elevar la pierna izquierda o incluso sujetar el pie izquierdo con la mano izquierda, manteniendo pierna y brazo rectos.

Adopte esta postura tres veces por cada lado.

Beneficios: La Postura de la Tabla Lateral fortalece y tonifica brazos, piernas, zona lumbar y abdomen. Actúa particularmente sobre los músculos oblicuos, reduciendo el aspecto de los michelines.

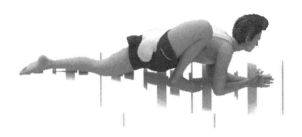

Comience sobre rodillas y manos. Lleve su pie izquierdo hacia adelante, colocándolo hacia afuera un poco por detrás de su mano izquierda. Mantenga la pierna derecha estirada hacia atrás. Baje los codos hasta el suelo y apoye completamente los antebrazos sobre el suelo.

Mantenga la postura durante un minuto más o menos y regrese a la postura inicial. Repita entonces adelantando esta vez la pierna izquierda.

Si desea algo más de estiramiento, desde la posición final estire todo lo que pueda la pierna que tiene hacia atrás.

Beneficios: Esta postura es fantástica para abrir las caderas y estirar piernas, corvas e ingles. Fortalece y tonifica los muslos y abre los hombros y el pecho. Prepara el cuerpo para posturas más avanzadas que exigen caderas muy flexibles.

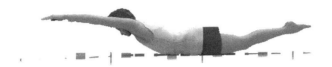

Túmbese sobre su estómago con los pies planos sobre el suelo y los brazos extendidos al frente. Una las palmas de sus manos.

Inspire al tiempo que tensa los músculos de la espalda y el abdomen para separar del suelo pies, muslos, pecho, brazos y cabeza. Lo único que debe seguir tocando el suelo han de ser el abdomen y el pubis. Estire completamente los brazos y las piernas, alejándolos al máximo. No debe doblarlos en ningún caso.

Mantenga esta postura todo lo que pueda y luego relájese, descansando todo el cuerpo sobre el suelo.

Beneficios: La Postura de Superman es una forma estupenda de estirar la zona lumbar y los abdominales. También estira brazos, piernas, hombros y pecho.

Trikonasana / Postura del Triángulo

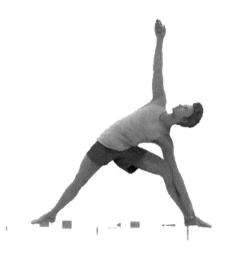

De pie con las piernas separadas cerca de un metro, inspire y alce los brazos a ambos lados, manteniéndolos paralelos al suelo.

Gire el pie izquierdo de manera que apunte hacia afuera, hacia ese lado. Espire y doble el cuerpo hacia la izquierda si inclinarse hacia delante. Doble ligeramente la rodilla izquierda. Manteniendo los brazos extendidos, toque los dedos de su pie izquierdo con la mano izquierda. El brazo derecho deberá estar en vertical, apuntando al cielo. Vuelva el rostro hacia atrás y mire su mano derecha.

Mantenga esa postura durante unos segundos conteniendo la respiración. Inspire y regrese a la primera postura, con los brazos estirados en cruz, a ambos lados del cuerpo. Repita el mismo movimiento hacia la derecha. Realice entre cinco y diez vueltas.

Cuando esta postura le resulte cómoda, trate de realizarla con ambas piernas estiradas.

Beneficios: Esta postura tonifica el cuerpo entero y ayuda a perder peso. Estira la parte central del cuerpo y también piernas y brazos. Mejora la digestión, aumentando el apetito, al tiempo que alivia la depresión. Su práctica diaria, sobre todo si se realiza velozmente, repitiendo diez o más vueltas, quema la grasa rebelde del vientre reduciendo el diámetro de la cintura.

Utthita parsvakonasana / Postura del Triángulo Lateral Extendido

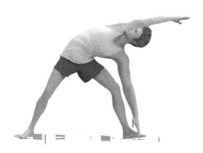

Esta es una variación de la *Trikonasana*. En la Postura del Triángulo, una mano toca el pie, mientras la otra se eleva hacia el cielo. En la Postura del Triángulo Lateral Extendido, ha de mover el brazo alzado e inclinarlo hacia su cabeza, apuntando más allá de ésta, en una situación más o menos paralela al suelo. Esto puede resultar al principio un poco demasiado estiramiento para ambos lados, así que aproxímese lo que pueda. Mantenga la rodilla doblada. A continuación, trate de hacerlo hacia el otro lado.

Beneficios: Los beneficios son los mismos que en la *Trikonasana*. Esta postura proporciona un estiramiento adicional a la zona lateral, tonificando los músculos oblicuos. También estimula los órganos abdominales.

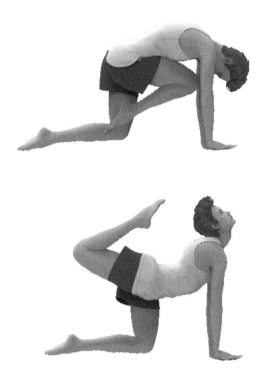

Comience de rodillas sobre el suelo, como en la *Marjari Asana*, para moverse a la misma posición sobre brazos y piernas. Mantenga los brazos en vertical, en ángulo recto con el suelo.

A continuación, al tiempo que inspira, estire la pierna izquierda elevándola todo lo que pueda hacia atrás, luego doble la rodilla y dirija el pie hacia su cabeza. Al mismo tiempo, arquee la espalda hacia abajo moviendo cuello y cabeza hacia arriba y compruebe si puede tocar la cabeza con los dedos del pie ¡pero sin hacerse daño! Mantenga la postura durante unos segundos.

A continuación, estire de nuevo la pierna izquierda. Al tiempo que inspira, colóquela bajo usted, doblando la rodilla y dirigiéndola hacia el pecho. Ahora su espalda debería estar arqueada en la otra dirección, con cabeza y cuello curvados hacia abajo.

Repita este movimiento unas cuantas veces con la misma pierna en un movimiento pendular. Asegúrese de que la pierna no toca el suelo en ningún momento. Cambie entonces a la pierna derecha, y haga lo propio con ella.

Beneficios: La Postura del Tigre se dirige concretamente al exceso de peso en caderas y muslos, quemando la grasa de esas zonas. Suelta los músculos de la espalda y proporciona un buen estiramiento a la columna. Es beneficioso para los órganos reproductivos femeninos. También mejora la digestión y la circulación.

Posturas de Yoga con finalidad terapéutica

Para el dolor Muscular y de Espalda

Las siguientes posturas pueden practicarse para mejorar los problemas de espalda, estirar la columna, soltar los músculos de las zonas lumbar, parte superior de la espalda y hombros, y aliviar afecciones como la hernia discal. También liberan la tensión que se acumula frecuentemente en la espalda y que resulta una fuente importante de estrés.

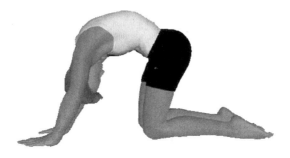

De rodillas, con la cadera elevada de manera que los muslos queden perpendiculares al suelo, inclínese hacia delante colocando las palmas sobre el suelo frente a usted. Mantenga las manos en línea con las rodillas.

Inspire y arquee el cuello y la cabeza hacia arriba. Al mismo tiempo, apriete el vientre hacia debajo de manera que la espalda quede doblada hacia el suelo. Al inspirar, llene completamente los pulmones y contenga la respiración durante unos segundos.

A continuación, al tiempo que expira, curve la espalda hacia arriba, estirando la columna y bajando la cabeza entre los brazos. Contenga de nuevo la respiración durante unos segundos, antes de inspirar para comenzar la siguiente vuelta. Continúe hasta completar diez vueltas.

Beneficios: La Postura del Gato es beneficiosa para aliviar problemas de espalda incrementando la flexibilidad de columna y hombros. También produce un efecto reconfortante y terapéutico sobre el aparato digestivo.

THC Studios LA presents

LA Arts District
First Friday's

Open Mic
7-10pm

420 friendly
Be a good friend
Bring yo friends

Signups 7-8pm
1340 E. 6th St. Suite 525
Los Angeles, Ca

Self Love Creatives Production

Paschimottasana / Postura Doblada hacia Delante

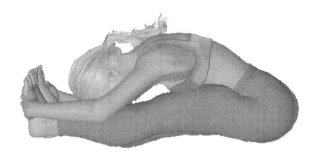

Siéntese en el suelo con las piernas extendidas al frente y los pies juntos. Espire lentamente y dóblese hacia adelante desde las caderas, deslizando las manos lentamente a lo largo de las piernas en dirección a los pies. Sujete con los dedos de la mano ⸱ ⸱edos gordos de los pies. Relájese e inspire profundamente.

Sin doblar las piernas, emplee los brazos para acercar delicadamente la cabeza a las rodillas. No intente forzar la postura. Debe sentir la espalda relajada durante este movimiento, lo que permitirá que la fuerza hacia delante estire suavemente los músculos de la espalda y la columna vertebral. Mientras ejerce esta fuerza hacia delante, inspire de nuevo.

Mantenga esta postura durante un rato y siga respirando. A continuación, regrese lentamente a la primera posición sentada. Complete cinco vueltas como las descritas.

Beneficios: La Postura Doblada hacia Delante estira intensamente la columna en toda su longitud. También estira los muslos e incrementa la flexibilidad de la espalda y las caderas. Tonifica y fortalece los hombros.

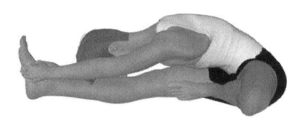

Como en la Postura Doblada anterior, desde la posición sentada comience con las piernas estiradas frente a usted. Doble la pierna izquierda y lleve la planta de ese pie hacia el interior del muslo derecho. Estire las manos en dirección al pie derecho. doblándose hacia adelante, hasta tocar el pie. Sujete los dedos del pie con la mano izquierda y el borde del pie con la derecha. Acerque lo máximo que pueda la cabeza a la rodilla derecha.

Para los principiantes puede resultar difícil llevar la cabeza hasta la rodilla. No intente forzar la postura: la espalda debe permanecer relajada mientras los brazos realizan el esfuerzo. Mantenga la postura final todo lo que pueda, hasta que le resulte incómodo, y respire profundamente.

Repita entonces la postura, esta vez con la otra pierna. Complete cinco vueltas con cada pierna.

Beneficios: Como en la Postura Doblada hacia Delante, proporciona un estiramiento profundo en toda la longitud de la columna vertebral, así como en los músculos de ambos lados de la espalda. También estira las piernas y permite que su flexibilidad sea mayor en las posiciones de meditación.

Utthita Janu Shirshasana / Postura de Pie con la Cabeza en las Rodillas

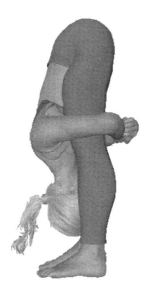

De pie con las piernas separadas cerca de medio metro, estire los brazos frente a usted de forma que se encuentren paralelos al suelo. Espire completamente, contenga la respiración y dóblese desde las caderas. Rodee sus piernas con los brazos y enlace las manos. Coloque la cabeza lo más cerca que pueda de las rodillas sin forzar la postura. En esta posición notará cómo se estiran la parte superior de su espalda y los hombros, incluyendo la zona entre los omóplatos, así como sus muslos. En esta posición final, mantenga la respiración. Manténgala todo lo que pueda hasta que le resulte incómodo, luego suéltese y regrese a la posición inicial al tiempo que inspira. Complete cinco vueltas.

Si es usted lo suficientemente flexible, suelte sus manos y sujete con ellas su cuello. Esta es una versión más avanzada de la misma postura.

Beneficios: Esta postura estira los músculos de la parte superior de la espalda, alarga la columna vertebral y estira los muslos. También incrementa la flexibilidad en las caderas. Al aliviar la tensión de la parte superior de la espalda, alivia estrés y ansiedad. Los beneficios son similares a los obtenidos en la *Padahastasana* (Postura de la Manos a los Pies) de la sección *Surya Namaskara*, salvo porque en esta posición se proporciona un estiramiento adicional a los hombros y los músculos de la parte superior de la espalda que rodean los omóplatos.

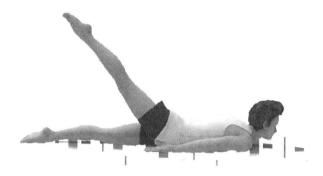

Túmbese sobre su estómago. Desplace la barbilla hacia delante y repósela sobre el suelo. Lleve sus manos bajo sus muslos con las palmas hacia abajo. A continuación, eleve su pierna izquierda todo lo que pueda sin doblarla. La pierna derecha debe permanecer en el suelo. Mantenga el equilibrio empujando los brazos contra el suelo para proporcionar a sus piernas un estiramiento adicional.

Mantenga esta postura todo lo que pueda. Cuando se canse, baje la pierna izquierda al suelo y repita esta postura con la pierna derecha.

A lo largo de todo este movimiento sus piernas han de permanecer completamente estiradas. Realice hasta tres vueltas con cada una, regresando al final a la postura boca abajo, con la cabeza girada hacia un lado.

Beneficios: Esta postura fortalece la espalda, estirando la columna y el cuello. Además de fortalecer los músculos de la espalda, lo que crea un fuerte soporte para la columna, también puede aliviar la hernia discal. La Media Postura de la Langosta servirá de preparación para la Postura de la Langosta, mucho más exigente.

Shalabhasana / Postura de la Langosta

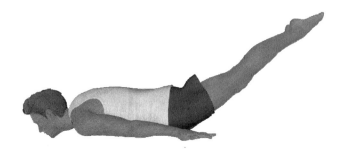

Esta postura es la misma que la anterior, salvo porque, en este caso, elevará ambas piernas al mismo tiempo. Presione los brazos contra el suelo para ayudar a elevar las piernas más alto. Repítalo de nuevo tres veces; a continuación, túmbese y descanse.

Beneficios: Los beneficios son los mismos que en la Media Postura de la Langosta, pero mucho más intensos. Es una manera excelente de fortalecer los músculos de la espalda, transformándolos en algo parecido a dos columnas que soportan la espina vertebral.

Tiryaka Bhujangasana / Postura de la Cobra Retorcida

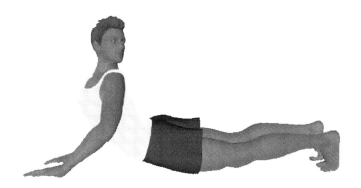

Inspire adoptando la Postura de la Cobra normal, pero con los pies separados unos treinta centímetros. Debe tocar el suelo con la punta de los pies. Mire directamente hacia el frente. No curve su cabeza hacia detrás como en la Postura de la Cobra: manténgala perpendicular al suelo.

Conteniendo la respiración, gire la cabeza y los hombros a la izquierda, mirando sobre su hombro izquierdo a su pie derecho. No fuerce la postura y conserve la espalda relajada. Mantenga esta postura un momento. A continuación, mire de nuevo al frente y gire hacia la derecha manteniendo de nuevo la postura unos momentos.

Vuelva a mirar al frente y espire al tiempo que se tumba sobre el suelo.

Beneficios: Esta postura presenta beneficios similares los de la postura normal de la cobra (descrita como parte del Saludo al Sol), pero proporciona flexibilidad adicional a la columna y permite la estimulación y alivio del sistema digestivo.

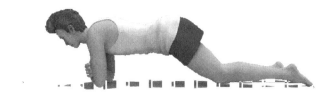

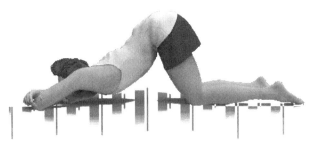

Esta segunda "versión" de la Postura del Lagarto no tiene mucho en común con la primera versión salvo por el nombre.

Túmbese sobre el estómago con los brazos cruzados bajo el pecho. Cójase los brazos apoyando las manos sobre los codos. Separe ligeramente los pies y mire al frente.

Eleve el tronco apoyándose sobre rodillas y codos. Manténgalo paralelo al suelo.

Estire entonces los glúteos hacia detrás y baje el pecho hacia el suelo. Coloque la barbilla entre los brazos con los glúteos apuntando hacia arriba. Inspire al mismo tiempo.

En un movimiento continuo regrese a la postura sobre cuatro puntos para a continuación deslizarse hasta el suelo como en el comienzo. Espire al mismo tiempo.

Beneficios: Esta postura mejora la respiración estirando el diafragma, permitiendo respiraciones abdominales profundas. También estira escápulas y espalda.

Skandharasana / Postura de Hombros

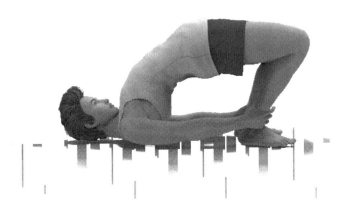

Túmbese en el suelo, de espaldas. Doble las rodillas aproximando los tobillos a los glúteos. Sujete aquéllos con las manos.

A continuación, curve su espalda elevando los glúteos y separándolos del suelo. Imagine que una cuerda está tirando de usted hacia arriba desde la pelvis. En la posición final, los muslos deben encontrarse en paralelo al suelo y las pantorrillas en ángulo recto. Hombros y cuello han de soportar el peso de la parte superior de su cuerpo mientras que los pies soportan el resto.

Mantenga esta postura todo lo que pueda y regrese después a la posición original (con las rodillas dobladas). Realice aproximadamente cinco vueltas.

Beneficios: La *Skandharasana* mejora la postura y fortalece sus hombros. Facilita la digestión y, en las mujeres, una menstruación saludable.

Upavistha konasana / Postura en Ángulo Abierto

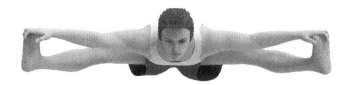

Siéntese con las piernas frente a usted e inclínese hacia detrás ligeramente, apoyándose sobre las manos. Abra las piernas en un ángulo de aproximadamente 90 grados, o acérquese todo lo que pueda. Empuje hacia abajo y eleve los glúteos del suelo moviéndolo hacia delante de forma que sus piernas estén aún más extendidas.

Presione la parte externa de sus muslos contra el suelo rotándolos un poco. Tense los dedos de los pies estirando las plantas. Coloque las manos entre sus piernas y deslícelas lentamente mientras se inclina hacia delante. Tenga mucho cuidado: esto estirará bastante sus ingles y podría hacerse daño.

Inclínese hacia delante todo lo que pueda sin llegar a sentir dolor o tensión, nunca más allá. Si es usted muy flexible puede inclinarse por completo y sujetar las puntas de los pies con las manos. Mantenga la postura final durante uno o dos minutos respirando lentamente.

Beneficios: Estira la parte interior de las piernas los tendones de la corva y la ingle. Esta postura también estira la columna y aumenta la flexibilidad en las caderas.

Para el resfriado común

La mejor práctica de Yoga para el alivio de los síntomas del resfriado y la tos, es la secuencia de la *Surya Namaskara* que hemos explicado antes.

Posturas de Yoga para lograr Beneficios Cognitivos y Salud Psicológica

En general, la práctica del Yoga disminuirá estrés, ansiedad y depresión, y proporcionará un enorme estímulo a su estado de ánimo, otorgándole sensación de bienestar. Pero existen ciertas posturas que puede realizar para lograr beneficios concretos en esta categoría, así como para mejorar el funcionamiento cognitivo e incrementar la memoria, la claridad mental y la inteligencia. Para estos propósitos, la *Surya Namaskara,* descrita arriba, es excelente. También son buenas las posturas con giros hacia atrás, como la Postura del Arco y la Postura del Camello, y las posturas con giro de columna, como la Postura de Giro de Cintura y la *Ardha Matsyendrasana* o Giro de Media Columna, half spinal twist, que se describirán en esta sección. A esto podemos añadir las posturas de arriba abajo que incrementan el flujo sanguíneo al cerebro, como la *Vipareeta Karani Asana* (Postura Invertida) y su versión más avanzada, *Sarvangasana* (Postura de la Vela, no descrita en el presente libro).

"Giro Sentado"

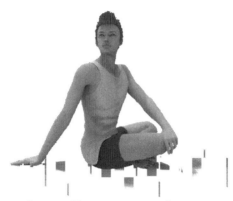

En el caso de que la *Ardha Matsyendranasana*, o Giro de Media Columna, sea demasiado para usted, puede intentar este "Giro Sentado", mucho más simple y menos exigente.

Siéntese en *Sukhasana*, la Postura Cómoda. Gire hacia la izquierda. Coloque su mano izquierda en el suelo detrás de usted, con la palma hacia abajo, al tiempo que su mano derecha descansa sobre la rodilla izquierda. Gire el cuello todo lo que pueda, sin llegar a sentir tensión, hasta mirar detrás de usted. Mantenga esta postura contando hasta 20, respirando lentamente y permitiendo que se relajen los músculos de su espalda, brazos, cuello y hombros.

Regrese a *Sukhasana* y repita el movimiento hacia la derecha.

Beneficios: Esta postura es enormemente relajante y alivia ansiedad y estrés. Proporciona un suave giro a la columna desde su base hasta el cuello, lo que flexibilidad a la espalda y mejora la postura.

Ardha matsyendrasana / Giro de Media Columna

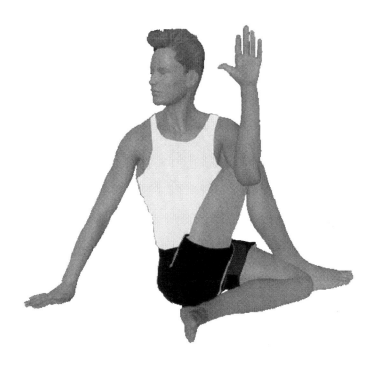

Siéntese con las piernas extendidas delante de usted, doble la rodilla derecha apoyando completamente el pie derecho sobre el suelo. Doble la pierna izquierda y deslice la rodilla bajo el hueco de la pierna derecha, de tal manera que el tacón izquierdo toque el glúteo derecho. Desplace el brazo izquierdo hacia el lado derecho del cuerpo, hasta el otro lado de la pierna derecha, y sujete el tobillo derecho con la mano izquierda. La pierna derecha debe presionar contra el brazo izquierdo.

Mantenga la columna recta, espire y gire el tronco hacia la derecha, presionando la mano derecha sobre el suelo y bloqueando el codo. Para añadir más giro a esta postura, gire el cuello hacia la derecha todo lo que pueda sin hacerse daño, sin permitir que sus hombros se encorven. Mantenga el cuello recto y erguido.

La idea es emplear la pierna derecha y el brazo izquierdo para torcer la columna sin emplear los músculos de la espalda, de tal manera que tanto éstos como aquélla estén completamente relajados. No debe forzar o sentir ninguna tensión al adoptar esta postura. Respire profundamente contando hasta 20; a continuación, inspire y regrese lentamente a la posición inicial.

Repita toda la secuencia esta vez hacia la izquierda.

Beneficios: El Giro de Media Columna alivia el estrés, la ansiedad y la depresión. Ayuda soltar esa tensión acumulada en espalda, hombros y cuello, que a menudo acompaña al estrés. También es un excelente estiramiento de espalda que estira y contrae alternativamente los músculos de cada lado de la misma, lo que puede mejorar afecciones tales como la hernia discal.

Ardha Vipareeta Karani Asana / Media Postura Invertida.

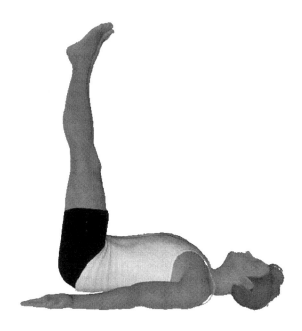

Esta postura sirve de preparación para la *Vipareeta Karani* completa, en la cual elevará usted sus piernas rectas sin ningún tipo de apoyo, permitiendo que sean sus hombros los que carguen todo el peso del cuerpo.

En esta postura preparatoria, coloque un par de almohadones contra la pared. Apoye glúteos y zona lumbar sobre los cojines al tiempo que dirije las piernas hacia arriba, apoyándolas contra la pared. Repose brazos y hombros sobre el suelo. En consecuencia, las caderas deben encontrarse ligeramente más elevadas que su pecho y hombros.

Una vez que adopte esta postura puede relajarse sencillamente, mientras respira profundamente. Para regresar de esta asana, lleve sus rodillas al pecho. A continuación, gire hacia un lado antes de levantarse.

Beneficios: La Media Postura Invertida invierte la dirección normal de la gravedad sobre el cuerpo. La sangre fluye desde las piernas hacia la parte superior del cuerpo. El incremento de flujo sanguíneo al cerebro mejora la capacidad de pensamiento y cognitiva en general, además de proporcionar relajación y reducir el estrés.

Si su trabajo o estilo de vida no es muy activo y permanece en posición sentada durante largos períodos de tiempo, esta postura es especialmente útil. Le ayudará a reducir cualquier tipo de inflamación y dolor en piernas y pies. También mejora la circulación general.

Contraindicaciones: Si padece de hipertensión no realice este ejercicio, ya que puede incrementar la presión de la sangre en la parte superior del cuerpo.

Vipareeta Karani Asana / Postura Invertida

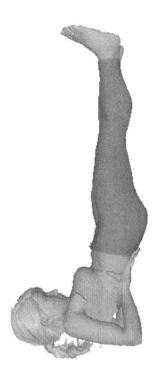

Túmbese sobre su espalda con los pies juntos. Sus brazos deben encontrarse a ambos lados de su cuerpo con las palmas contra el suelo. Inspire mientras se encuentre en esta posición.

A continuación, contenga la respiración y suba las piernas hacia el techo llevándolas en dirección a su cabeza. Presionando el suelo con las palmas de las manos, realizando el esfuerzo con los brazos, separe los glúteos del suelo, lo que hará que su espalda se doble. Eleve las palmas de las manos manteniendo los codos en el suelo y apoye las manos contra la zona lumbar de su espalda, justo debajo de los glúteos, para soportar el peso. Si esto es demasiado difícil, puede sujetar los glúteos con las manos. Codos y hombros soportarán el peso de su cuerpo.

Mantenga las piernas en un ángulo de 90 grados con respecto al suelo. Cierre los ojos y relájese, respirando normalmente, todo el tiempo que le sea posible. A continuación, conteniendo de nuevo la respiración, lleve las rodillas de regreso hacia su cabeza, vuelva a poner las manos palma abajo sobre el suelo y dirija lentamente los glúteos hacia el suelo, para finalizar apoyando las piernas y regresando a la postura original.

Al principio, para adoptar esta postura, puede que encuentre más sencillo impulsarse empujando las piernas contra la pared.

Beneficios: La Postura Invertida cambia la fuerza de la gravedad en el cuerpo, lo que proporciona una gran cantidad de beneficios. En particular, permite que la sangre acceda en mayor cantidad a la cabeza. Este incremento de flujo sanguíneo en el cerebro beneficia la mente, alivia la ansiedad, el estrés y la depresión, mejora las funciones cognitivas e incrementa memoria e inteligencia. La Postura Invertida también alivia flatulencia y hemorroides.

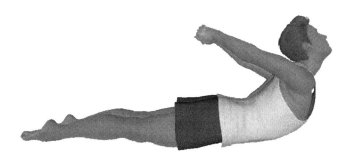

Túmbese sobre el estómago con las piernas juntas. Entrelace las manos detrás de la espalda y apóyelas sobre los glúteos. Repose la barbilla en el suelo.

Al tiempo que inspira, separe su pecho del suelo todo lo que pueda. Para ello, ha de emplear los músculos de su espalda, siempre sin forzar. Al mismo tiempo, suba los brazos. Mire al frente.

Mantenga esta postura todo lo que pueda, conteniendo la respiración. A continuación, baje lentamente el pecho hacia el suelo al tiempo que expira. Descanse la cabeza hacia un lado y relájese. Complete varias vueltas.

Beneficios: Además de resultar una manera excelente para fortalecer la zona lumbar, la postura de la serpiente estira y ensancha el pecho. Alivia afecciones respiratorias como el asma. Resulta de gran utilidad para mejorar la circulación sanguínea y la salud cardiovascular. También le permitirá deshacerse de cualquier emoción negativa que mantenga.

Posturas de Yoga que le harán parecer más joven

Por norma general, toda postura invertida revertirá los efectos de la gravedad en su rostro, lo que rejuvenecerá su aspecto, postergando el comienzo de ese deterioro de sus facciones que harían que pareciese de mayor edad. En concreto, la *Surya Namaskara* y la postura invertida (descrita antes) son muy beneficiosas en este aspecto. Otra buena postura para mantener una apariencia juvenil es la *Halasana*, la Postura del Arado.

Halasana / Postura del Arado

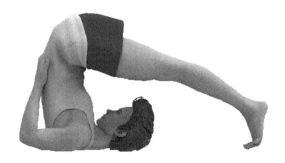

Túmbese de espaldas con las piernas juntas y los brazos a ambos lados del cuerpo con las manos palma abajo. Inspire y eleve las piernas sin doblarlas, realizando el esfuerzo con los músculos abdominales. Mantenga la respiración y presione el suelo con brazos y manos para elevar hacia su cabeza glúteos y espalda, vértebra a vértebra, como si la desenrollase. Si no puede llegar hasta el final, no lo fuerce.

A continuación, puede mantener la postura presionando las manos contra el suelo o doblando los codos y apoyando las palmas de las manos en la espalda para que le ayuden a aguantar la postura. Manténgala todo lo que pueda y le resulte cómodo y respire profundamente, relajando los músculos, sobre todo los de la parte superior de la espalda y del cuello.

Regrese a la postura original supina bajando lentamente la espalda, vértebra a vértebra, hacia el suelo, después los glúteos y, por último, las piernas. Si se sujetaba la espalda con las manos, primero póngalas de nuevo en el suelo; a continuación, baje la espalda, glúteos y, por fin, piernas.

Otra manera de llegar a la Postura del Arado es comenzar con la Postura Invertida (descrita arriba) o su versión más avanzada, *Sarvangasana*, la Postura de la Vela.

Beneficios: La Postura del Arado presenta múltiples beneficios, entre ellos favorece la apariencia juvenil al permitir a la sangre fluir al rostro. También fortalece los músculos abdominales y masajea los órganos del abdomen, lo cual promueve una buena digestión. Fortalece y estira los músculos de espalda y cuello, eliminando la tensión de los hombros y cuello e incrementando el flujo sanguíneo a esa parte del cuerpo. La Postura del Arado, junto con la Postura Invertida, también reduce el acné.

Virabhadrasana I / Postura del Guerrero I

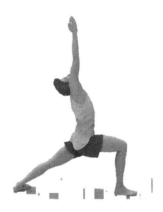

La secuencia de Posturas del Guerrero consta de tres posturas, la tercera de las cuales es la más difícil. Estas posturas son excelentes para tonificar los músculos de las piernas, glúteos, parte central del cuerpo, espalda y brazos, así como para mejorar la circulación y recuperar una apariencia juvenil. También proporciona una sensación de confianza juvenil y valor, agudizando y enfocando la percepción: actitudes de un resuelto guerrero.

Esta secuencia de tres posturas se llama así en honor a un guerrero legendario, Virabhadra. La primera Postura rememora la situación en la que, convocado por Shiva, se alzó de la tierra con la espada en las manos, perforando el cielo.

Póngase de pie, en postura recta y con los brazos a ambos lados del cuerpo. Estire los brazos sobre la cabeza y una las manos. Al tiempo que inspira, separe las piernas abarcando aproximadamente el equivalente a dos tercios de su estatura. A continuación, espire girando el rostro a la izquierda. Al mismo tiempo, gire el pie izquierdo para que apunte en la misma dirección. Doble la pierna izquierda inclinándola en esa dirección, con la espalda arqueada y los brazos aun señalando hacia arriba, al tiempo que dirige los ojos hacia las manos, sobre su cabeza. La pierna derecha de estar estirada detrás de usted.

Mantenga la postura contando hasta cinco para, a continuación, estirar de nuevo la pierna izquierda. Gire el pie izquierdo de regreso a su postura original. Vuélvase entonces a la derecha, gire el pie derecho y repita la postura hacia el lado derecho.

Repita entre cinco y diez vueltas. Espire y regrese a la postura de pie.

Beneficios: La Postura del Guerrero I fortalece los músculos de las piernas, pies, espalda, hombros y brazos. También fortalece caderas y corvas. Aumenta el equilibrio y mejora la concentración.

Virabhadrasana II / Postura del Guerrero II

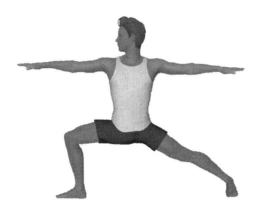

La segunda Postura del Guerrero celebra la circunstancia en la cual Virabhadra divisó su enemigo desde una gran distancia.

Partiendo de la misma postura de pie anterior, separe de nuevo las piernas estirándolas la misma distancia que antes. Estire los brazos a ambos lados del cuerpo, paralelos al suelo. A continuación, gire de nuevo el pie izquierdo de manera que apunte directamente hacia ese lado. Inclínese en esa dirección con la pierna izquierda doblando la rodilla. Mantenga la espalda erguida. Su mirada deberá moverse a lo largo de su brazo izquierdo. Mantenga esta postura contando hasta cinco.

Regrese entonces a la postura con las piernas estiradas. Repita el mismo movimiento hacia el lado derecho.

Repita entre cinco y diez vueltas, regresando finalmente a la postura primera, de pie.

Beneficios: La Postura del Guerrero II tonifica los músculos de las piernas, brazos y espalda. Mejora el equilibrio y, a nivel cognitivo, proporciona un sentimiento de valor.

Virabhadrasana III / Postura del Guerrero III

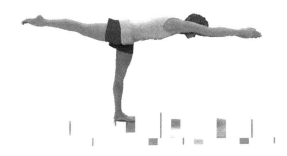

La tercera Postura del Guerrero hace referencia a la circunstancia en la cual Virabhadra lanzó con su espada una estocada que rebanó la cabeza de su enemigo.

Esta postura presenta cierta dificultad y parece algo sacado de una película de Kung Fu. Podrá realizar la tercera *Virabhadrasana* una vez se haya familiarizado con las otras dos Posturas del Guerrero.

Comience de nuevo en la postura de pie y otra vez adopte la posición con las piernas estiradas y separadas. Gire la pierna izquierda de manera que apunte a ese mismo lado. A continuación, espirando, separe el pie derecho del suelo al tiempo que se inclina a la izquierda con todo cuerpo y estira los brazos todo lo que pueda.

El propósito es adoptar una postura en forma de T, con todo el peso en equilibrio sobre la pierna izquierda, la pierna derecha estirada detrás y los brazos delante de usted. De esta manera todo su cuerpo se encontrará en paralelo al suelo.

Mantenga el equilibrio contando hasta cinco, si puede. Si no puede mantenerlo tanto tiempo, regrese a la postura con las piernas estiradas, ¡intentando no caerse! (Pero si lo hace, no hay problema: levántese y repita.) Repita hacia el lado derecho.

Beneficios: la *Virabhadrasana III* mejora la agilidad y el equilibrio. De la misma manera que recuerda a una estocada extremadamente precisa, esta asana mejora la concentración y el foco. Tonifica los músculos de las piernas y estira la parte central del cuerpo.

Posturas de Yoga para relajarse

En esta época tan ocupada y frenética, nuestra fascinación por la tecnología es tal que, incluso en nuestro tiempo libre, seguimos ocupándonos y alimentando nuestras mentes con un constante fluir de información. Como consecuencia, en raras ocasiones, por no decir ninguna, reservamos tiempo para querernos, para cuidarnos simplemente descansando. De hecho, ni siquiera sabemos cómo descansar.

Descansar no quiere decir únicamente dormir o echarse un rato, aunque también puede significar eso. Descansar también puede ser reservar un tiempo para meditar, comer nuestro plato favorito o practicar la jardinería, si considera este tipo de actividades placentero y relajante. De hecho, cualquier cosa que haga simplemente para disfrutar y que le proporcione una sensación de renovación y energía, podría ser considerada descanso.

La relajación es indispensable en cualquier práctica de Yoga. Si no reserva un tiempo para descansar, su cuerpo y su mente sufrirán. Las posturas de este capítulo tienen como propósito producir un estado de relajación física y mental.

Shavasana / Postura del Cadáver

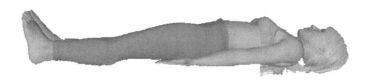

Túmbese de espaldas con las piernas y los brazos ligeramente separados, las palmas de las manos hacia arriba y los dedos relajados. Cierra los ojos y deje que todo su cuerpo y su mente se relajen. Si quiere, puede concentrar el pensamiento en la respiración, tal y como se describe en el capítulo de la meditación, permitiéndole fundirse e identificarse con la respiración. Así, su cuerpo y su mente alcanzarán un estado de relajación natural y profunda.

Puede permanecer en la postura del cadáver tanto como quiera. Generalmente, esta postura se adopta al final de una sesión de yoga, pero también puede tumbarse en *Shavasana* en cualquier momento en el que experimente cansancio físico o mental y necesite descansar. Con tiempo y práctica, aumentará su sensibilidad hacia sus propias necesidades, de tal manera que podrá perfectamente saber cuándo necesita descansar.

Beneficios: La Postura del Cadáver proporciona relajación profunda para cuerpo y mente, permite a los tejidos musculares repararse y disminuye estrés y ansiedad. Le permite a usted recuperar la energía, especialmente después de una sesión de práctica intensa. Aminora la presión sanguínea y calma los pensamientos recurrentes y compulsivos.

Advasana / Postura Invertida del Cadáver

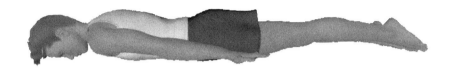

Túmbese sobre el estómago con las piernas rectas y las puntas de los pies estiradas. Estire los brazos, con las palmas de las manos hacia abajo, a lo largo de su cuerpo. Apoye la frente sobre el suelo. Permita que los músculos de su cuerpo se relajen completamente y respire de forma natural, sin forzar ni cambiar ningún aspecto de la respiración. Como ocurre en la Postura del Cadáver, puede concentrarse en la respiración contando hasta diez, para alcanzar una relajación más profunda.

Mantenga esta posición todo el tiempo que desee, descansando sencilla y despreocupadamente.

Beneficios: Al igual que en la Postura del Cadáver, esta postura permite a la unidad cuerpo-mente relajarse profundamente. También resulta útil en caso de hernia discal o rigidez en el cuello y para corregir malas posturas.

Makarasana / Postura del Cocodrilo

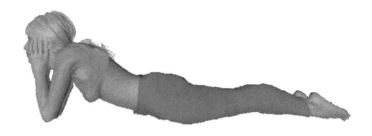

Túmbese sobre el estómago, como en la postura anterior, con los dedos de los pies hacia afuera. Levante la cabeza y el pecho del suelo, descansando la barbilla sobre las palmas de las manos, apoyándose sobre los codos. Relaje su cuerpo y sus músculos por completo. Cierre los ojos y respire con normalidad, sin intentar alterar la respiración.

Si nota demasiada tensión en el cuello, mueva los codos hacia los lados para bajar ligeramente la cabeza. Debería sentir la misma presión en el cuello y en los lumbares, así que mueva los codos hasta encontrar el equilibrio. La postura debería ser cómoda y relajada, sin ningún tipo de tensión. Permanezca así tanto tiempo como quiera.

Beneficios: Como en las posturas anteriores, la Postura del Cocodrilo proporciona una profunda relajación, disminuyendo estrés y ansiedad. Como en la Postura Invertida, también mejora problemas de la columna vertebral como la hernia discal, presentando una gran ventaja sobre las anteriores: permite con más facilidad el respirar profundamente de manera abdominal, produciéndose una respiración diafragmática en lugar de superficial.

Contraindicaciones: No practique la postura del cocodrilo si le produce cualquier tipo de dolor en la espalda.

Salamba Bhujangasana / Postura de la Esfinge

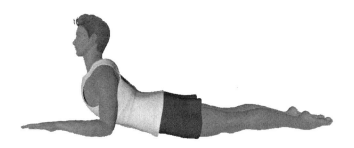

Túmbese sobre su estómago con los dedos de los pies estirados hacia fuera. Con manos y codos tocando el suelo, inspire y levante pecho, cabeza y hombros, impulsándose con los brazos. La parte inferior del abdomen ha de continuar tocando el suelo. Mantenga alzada la cabeza, mirando hacia delante, como la Esfinge. Respire lenta y suavemente, manteniendo la postura y contando hasta diez. A continuación, regrese lentamente al suelo, a la posición tumbada.

Beneficios: La Postura de la Esfinge fortalece la columna vertebral, estira los músculos y órganos abdominales estimulando la digestión, ensancha pecho y hombros, mejora la circulación y alivia la tensión acumulada por el estrés.

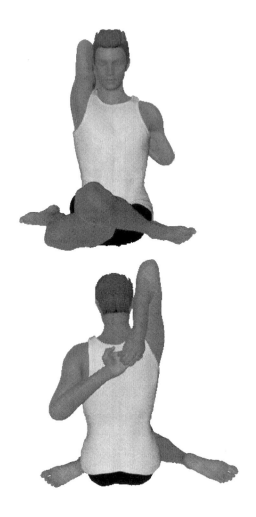

Siéntese con las piernas estiradas, la espalda recta y las manos apoyadas en los muslos.

Mueva el pie izquierdo bajo la rodilla derecha hasta sacarlo al otro lado de su cadera derecha. A continuación, mueva el pie derecho sobre la pierna izquierda colocándolo al otro lado de su cadera izquierda. Las rodillas deben encontrarse la una sobre la otra.

Al tiempo que inspira, estire su brazo izquierdo hacia fuera. Gire la palma primero hacia abajo y después hacia atrás, de tal manera que el pulgar apunte hacia abajo. Espire llevando el brazo hacia la espalda y colocándolo contra la zona lumbar. A continuación, mueva el brazo hacia arriba por la espalda todo lo que pueda, manteniéndolo en el lado izquierdo de la columna vertebral.

Inspire y estire hacia delante el brazo derecho. Vuelva la palma de la mano hacia arriba y, a continuación, lleve el brazo hasta la vertical. Espire y dóblelo sobre su cabeza hasta detrás de su espalda. Intente, si puede, enlazar las manos.

Mantenga la postura durante uno o dos minutos. A continuación, desenlace las manos, regrese a la posición inicial y repita, pero cambiando de lado.

Si no puede enlazar las manos, utilice un cinto. Cuélguelo del hombro y agarre el extremo con la mano que está más abajo. Cuando con la mano que está arriba llegue sobre la cabeza y se dirija hacia abajo, cójalo a su vez con ella. Tire entonces con el brazo que está arriba para estirar el que está abajo. No se haga daño - la idea es incrementar la flexibilidad *gradualmente*.

Beneficios: La Postura de la Cara de Vaca estira pierna, hombro, cuello, espalda y brazo, abre las caderas y reduce la rigidez de la espalda, cuello y hombros. Psicológicamente, es una manera estupenda para aliviar estrés y ansiedad. Le permite recuperar la energía en caso de cansancio y corrige la postura.

Dandasana / Postura del Báculo

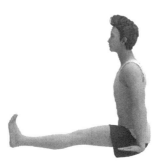

Siéntese en el suelo con las piernas juntas frente a usted, la espalda recta y vertical y las manos a ambos lados con las palmas apoyadas en el suelo.

Puede que sienta una incómoda tensión en los muslos. En ese caso, intente adoptar esta postura sentándose con la espalda recta, pero apoyándola contra la pared.

Beneficios: La Postura del Báculo fortalece los músculos de la espalda, ayuda a alinear la columna vertebral y los huesos implicados en la posición sentada y corrige su postura.

Jathari Parivartaranasana / Torsión Tumbada

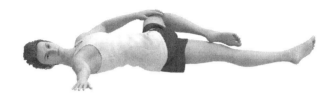

Túmbese sobre la espalda como en la *Shavasana*, con los brazos extendidos a ambos lados del cuerpo. Doble la pierna izquierda llevando el pie contra el lateral de la rodilla derecha. Sujete la rodilla izquierda con la mano derecha y empújela hacia el suelo.

Estire el brazo izquierdo hacia ese mismo lado y repóselo sobre el suelo con la palma hacia abajo. Gire el rostro a la izquierda todo lo que pueda y mire en esa dirección sin separar los omóplatos del suelo.

Mantenga esta postura durante un minuto relajándose. A continuación, repita hacia el otro lado.

Beneficios: La Torsión Tumbada mejora la flexibilidad de la columna vertebral, estimula los órganos abdominales y relaja y ensancha hombros y caderas. Alivia el estrés y la ansiedad y mejora la digestión.

Garudasana / Postura del Águila (sentada)

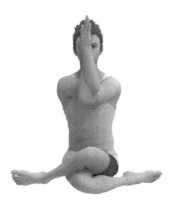

Comience sentándose en el suelo. Doble la pierna derecha y deslícela por debajo de la rodilla izquierda, sacando el pie por el lado exterior de la cadera izquierda. A continuación, lleve el pie izquierdo hacia el lado exterior de la cadera derecha. La rodilla izquierda debe reposar sobre la rodilla derecha.

Estire los brazos hacia el frente. Manteniéndolos estirados, cruce el brazo derecho sobre el izquierdo, un poco por encima de los codos. Doble entonces el codo izquierdo mientras mantiene el brazo derecho estirado. La palma de su mano izquierda debe estar dirigida hacia la derecha.

Doble entonces el brazo derecho con la palma dirigida hacia la izquierda. Presione la palma derecha con los dedos de la mano izquierda. Si no puede hacerlo, agarre el pulgar derecho con los dedos de la mano izquierda. Suba los codos de tal forma que la parte superior de los brazos formen un ángulo recto con su cuerpo. Los antebrazos deben estar en vertical, de tal forma que los codos formen también un ángulo recto. Mantenga esta posición contando entre 10 y 20 respiraciones, respirando profundamente y llevando el aire a la zona entre los omóplatos.

Beneficios: Esta postura es inmejorable para relajar la tensión muscular en zonas difíciles de alcanzar de la parte superior de la espalda y el cuello. Seguramente lo notará justo en esos músculos tanto tiempo abandonados que necesitaban un poco de cariño y cuidado. Si desea un poco más de estiramiento, eleve ligeramente los codos.

Hay una versión más avanzada de esta postura, que se realiza de pie, pero que requiere un equilibrio excelente y una gran capacidad de concentración. He presentado aquí esta versión más sencilla de manera introductoria, de manera que, de todas formas, pueda obtener los beneficios que reporta.

Posturas de Yoga para mejorar su salud reproductiva

Las posturas en esta sección son beneficiosas para la salud reproductiva en hombres y mujeres, mejorando la función sexual y equilibrando las relaciones físicas.

Vajrasana / Postura del Diamante

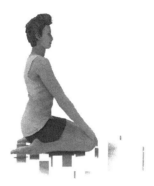

De rodillas con los pies bajo los glúteos, los dedos pulgares de los pies se tocarán entre sí al tiempo que los talones apuntan hacia afuera, presionados por las caderas. Repose las manos sobre los muslos o las rodillas y mantenga la espalda erguida. Con los ojos cerrados, relaje cuerpo y mente. Concéntrese en los movimientos de la respiración. En esta postura puede permanecer meditando largo tiempo.

Si nota que la presión sobre los talones le produce daño, intente colocar un almohadón entre los glúteos y los pies.

Beneficios: La *Vajrasana* mejora la digestión y puede ser practicado después de las comidas. Alivia el malestar común de estómago.

Fortalece la pelvis y alivia el exceso de libido. También alivia el dolor menstrual de las mujeres, proporcionando un ciclo más regular.

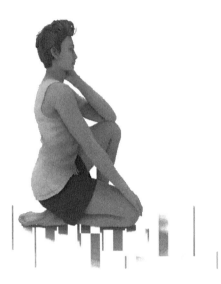

Comience en la *Vajrasana* Postura del Diamante. Levante la rodilla izquierda y apoye el pie sobre el suelo al lado de la rodilla derecha. Repose el antebrazo o codo izquierdo sobre la rodilla levantada, descansando la barbilla en la palma de la mano del mismo lado. Mantenga la espalda recta. Podrá descansar de forma natural en esta postura todo el tiempo que quiera.

Después, regrese a la *Vajrasana* y cambie de lado. Descanse de nuevo.

Beneficios: La Postura del Héroe tonifica y optimiza los órganos del abdomen. También mejora la función reproductiva. Esta postura incrementa también la concentración y favorece la claridad de pensamiento. Reduce los pensamientos excesivos, preocupantes o negativos y relaja la mente, aclarándola y haciéndola más precisa.

Ardha Titali Asana / Media Postura de la Mariposa

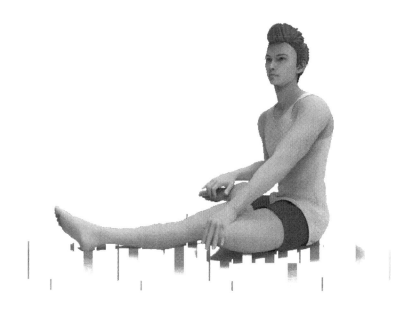

Siéntese en el suelo con las piernas estiradas. Tire de su pie izquierdo hasta descansarlo sobre el muslo derecho lo más cerca posible de la cadera.

Sujete el pie izquierdo con la mano derecha y agarre la rodilla izquierda con la mano del mismo lado. Mantenga espalda y cuellos rectos y la pierna derecha estirada frente a usted.

Con cada inspiración, tire de la rodilla izquierda hacia el pecho, sin llegar a hacerse daño. Al espirar, empuje la rodilla hacia el suelo. Repita este movimiento 20 veces.

Regrese a la posición del comienzo y repítalo, esta vez con la pierna derecha.

Beneficios: Ayuda a abrir las caderas y lograr flexibilidad en las rodillas. Prepara su cuerpo para permanecer sentado durante largas sesiones de meditación. También equilibra la función reproductiva.

Purna Titali Asana / Postura Completa de la Mariposa

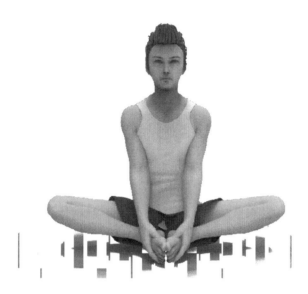

Como en la postura anterior, siéntese con la espalda recta y las piernas estiradas al frente. Tire de ambos pies, llevando los talones hasta las ingles. Con las plantas de los pies juntas, coloque las manos sobre las rodillas y relaje los muslos.

Trate de mantener la espalda erguida en todo este proceso. Mueva las rodillas arriba y abajo en un movimiento de balanceo, empujando las rodillas con las manos en el movimiento hacia abajo. Intenta llevarlas hasta el suelo sin hacerse daño.

Repita este movimiento aproximadamente 50 veces y regresé a la posición inicial.

Beneficios: Los mismos que la postura anterior, pero con mayor intensidad. También alivia el cansancio y el dolor en piernas y rodillas.

Shashankasana / Postura del Embrión

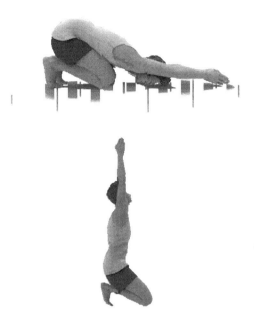

Comience en *Vajrasana*. A continuación, mientras inspira, lleve los brazos por encima de su cabeza y estírelos apuntando al techo, manteniéndolos separados a la anchura de los hombros. Espire y dóblese hacia adelante por la cintura, llevando los brazos y la frente hasta el suelo. Mantenga los glúteos tocando los talones todo lo que pueda. Cuente hasta diez en esta postura, relajándose completamente.

A continuación, eleve de nuevo brazos y cuerpo hasta la vertical. Finalmente, baje los brazos despacio hacia la postura original. Repita cuatro veces.

Beneficios: Esta postura estira la columna vertebral, tirando de las vértebras y separándolas, permitiendo que se realineen. El movimiento basculante desde la cadera fortalece los músculos de la pelvis. Soluciona desórdenes reproductivos tanto en hombres como en mujeres, favoreciendo un funcionamiento sexual óptimo.

Posturas de Yoga para meditar

Sukhasana / Postura Cómoda

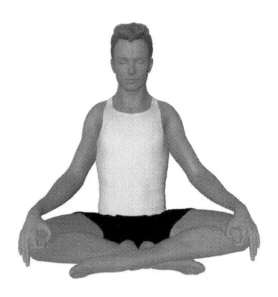

Con mucha diferencia, la postura de meditación más sencilla para los principiantes es la *Sukhasana* o "postura cómoda". En esta postura, cruce las piernas como siempre que se sienta normalmente en el suelo. La columna vertebral y el cuello deberán estar erguidos pero relajados, sin ningún tipo de tensión. Mantener la espalda recta puede resultar un poco difícil de conseguir debido a la postura de las piernas, así que será mucho más sencillo si se sienta sobre un cojín de 5 a 8 cm de espesor. Otra manera de mantener la columna vertebral recta y sentir la espalda cómoda durante periodos más largos de tiempo, si es usted capaz, sería sentarse en alguna de las posturas más avanzadas de meditación, como la postura del loto.

Las manos deberán descansar en una *mudra,* en la cual el índice se apoya en la parte interior del pulgar formando un círculo y los otros tres dedos se mantienen extendidos pero relajados. Las manos, con las palmas vueltas hacia arriba o hacia abajo, descansaran sobre las rodillas, con los brazos hacia fuera y los codos ligeramente doblados.

Incline la cabeza ligeramente hacia delante. Puede mantener los ojos abiertos o cerrados. Si los mantiene abiertos diríjalos hacia un punto en el espacio que se encuentre aproximadamente a metro y medio de usted, con la vista relajada y perdida.

Beneficios: El mayor beneficio de esta postura es que es muy sencilla de mantener para aquellas personas cuyos cuerpos no se pueden sentar en posturas de meditación más difíciles. Si no, para períodos más largos de meditación, alguna de las otras posturas en las que las rodillas tocan el suelo le garantizaría mucha mayor estabilidad.

Padmasana / Postura del Loto

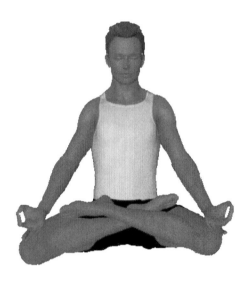

La Postura del Loto es la más famosa y clásica postura de meditación. Si puede adoptarla, genial. Si no, tampoco pasa nada. Con ésta, como con otras posturas de Yoga, es muy importante no forzar su cuerpo a hacer nada que éste no quiera hacer, ya que podría llegar a dañarse. Así que, si no es capaz de adoptar la postura adecuada, simplemente practique con las posturas más dinámicas del capítulo dedicado a la salud y logrará una gran mejora de la flexibilidad. Con el tiempo, la *Padmasana* se encontrará a su alcance. Por ahora, si es demasiado, intente posturas menos exigentes como la *Sukhasana* y el Medio Loto.

Esta postura es famosa porque es muy difícil que los principiantes la consigan realizar y porque puede causar dolor en las piernas, pero si se va a sentar a meditar durante largos periodos de tiempo, le permitirá el mayor nivel de estabilidad y reposo para la espalda. Aún más, esta postura es especialmente buena para permitir que la *Prana*, o energía sutil del cuerpo, fluya de manera que proporcione una conciencia más profunda y poderosa de la meditación.

Para adoptar la Postura del Loto, siéntese sobre la colchoneta o cojín con las piernas cruzadas, con el pie izquierdo sobre el muslo derecho y el pie derecho sobre el muslo izquierdo. Debe mantener la espalda recta pero relajada, con el mínimo esfuerzo y sin que se produzca ninguna tensión, como si su columna vertebral fuese una pila de monedas. Tocando el suelo con las rodillas, encoja los hombros un poco hacia arriba, como alas de cuervo, y descanse la lengua sobre el cielo de la boca. La *mudra* o gesto de las manos puede variar, pero normalmente las manos descansan sobre las rodillas con las palmas hacia arriba, tocando el interior del pulgar con la uña del dedo índice.

Beneficios: La Postura del Loto aporta estabilidad durante los largos periodos de meditación. Esta postura no solamente le permite una posición sentada firme y estable, sino que también facilita que su mente se calme de forma natural y descanse en una conciencia meditativa. Físicamente, fortalece la postura y la alineación de la columna vertebral, así como mejora la digestión al permitir a la sangre fluir al tracto digestivo.

Contraindicaciones: No intente esta postura si tiene las rodillas débiles o dañadas. Evítela también si le resulta difícil de conseguir o si le causa dolor. Antes de intentarlo sería recomendable que practicara otras posturas de Yoga que aflojan los músculos e incrementan la flexibilidad. Tampoco la practique si padece ciática.

Variaciones: En la variación llamada *Ardha-Padmasana* o Medio Loto, una de las piernas está recogida y descansa sobre el suelo apoyándose en el interior del muslo contrario, mientras que la otra descansa encima del otro muslo. Esta postura es sencilla y requiere menos flexibilidad en las piernas que la Postura del Loto completa.

Siddhasana / Postura Perfecta

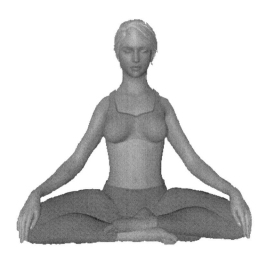

El pie derecho descansa contra el interior del muslo izquierdo, con el talón presionando contra el perineo, de tal manera que éste se apoya sobre el extremo superior de talón. La pierna izquierda se encuentra recogida, con el tobillo izquierdo apoyado sobre el derecho. Deslice los dedos del pie izquierdo entre la pantorrilla y el muslo de la pierna derecha. En la posición final, el pie izquierdo debe presionar la zona del pubis, de tal forma que los genitales se encuentren entre los talones izquierdo y derecho.

Existen dos versiones de esta postura, una para mujeres y otra para hombres. La versión para mujeres se llama *Siddha Yoni Asana* y es prácticamente la descrita, pero con la pierna izquierda y la pierna derecha cambiadas, siendo el talón *izquierdo* el que presiona contra la vulva y el pie derecho el que se encuentra encima con el pie sobre el clítoris.

Las manos y el resto del cuerpo se mantienen como en la *Sukhasana* y la Postura del Loto, ya descritas.

Beneficios: Esta postura proporciona, a aquellas personas que no son lo suficientemente flexibles como para sentarse en la Postura del Loto, una estabilidad parecida la que conseguirían en ésta. Resulta beneficiosa para la gente que padece de hipertensión y problemas de próstata. Redirige la sutil energía del cuerpo hacia arriba, lejos de los genitales. Esto quiere decir que inhibe la libido sexual. ¡Usted decide si esto es o no un beneficio!

Secuencias

Las posturas individuales están bien y son beneficiosas, pero, ¿cómo deberían emplearse como parte de un entrenamiento coherente, y en qué orden? Es importante seguir un orden de ejecución de las asanas, ya que estructura su entrenamiento de Yoga y le ayuda a enfocar el esfuerzo.

Secuencia Básica de Yoga

Esta es una secuencia básica de Yoga, que le servirá para múltiples propósitos y que podrá utilizar en su entrenamiento diario:

1. Comience sentándose en una postura de meditación como la *Sukhasana*. Emplee un tiempo en concentrarse a través de la meditación consciente o la respiración rítmica (descrita en el capítulo de Respiración).

2. Póngase de pie, inclínese hacia delante y adopte la Postura del Perro Boca Abajo.

3. A continuación, realice la serie de la *Surya Namaskar* varias veces, tres como mínimo. Puede realizarla lenta o rápidamente, según su preferencia.

4. Adopte la *vrkasana*, o Postura del Árbol, durante un par de minutos para cada pierna o todo el tiempo en el que pueda mantener el equilibrio.

5. Baje el pie al suelo y adopte la *Trikonasana*, o Postura del Triángulo. Adopte esta posición para ambos lados.

6. A continuación, adopte la *Uttitha Parsvakonasana*, o Postura del Triángulo Lateral Extendido, para ambos lados.

7. Vuelva a una postura de pie. A continuación, siéntese en el suelo en la *Dandasana* o Postura del Báculo.

8. Desde la postura anterior, inclínese para adoptar la *Paschimottanasana,* doblándose hacia delante.

9. Regrese a la *Dandasana*, recoja los tobillos hacia las ingles y adopte la asana *Purna Titali Asana*, Postura Completa de la Mariposa. Si resulta demasiado difícil, realice la Media Mariposa con cada pierna.

10. Siéntese de nuevo en la *Dandasana*, estire las piernas separándolas e inclínese hacia adelante hacia *Upavistha Konasana*, la Postura en Ángulo Abierto.

11. Regrese a la *Dandasana,* para a continuación adoptar la *Naukasana* o Postura del Barco.

12. Túmbese boca abajo y adopte la *Sarpasana* o Postura de la Serpiente.

13. Colóquese de espaldas y curve hacia arriba la espalda en la *Setu Asana* o Postura del Puente.

14. Regrese la espalda al suelo para adoptar la Postura Invertida o *Vipareeta Karani Asana.*

15. Vuelva a tumbarse y adopte la *Jathari Parivartaranasana* o Torsión Tumbada.

16. A continuación, y para terminar, permanezca sobre la espalda en la Postura del Cadáver o *Shavasana*. Deje que su mente y su cuerpo se relajen completamente durante todo el tiempo que desee. Es probable que su pensamiento se encuentre en un natural estado de meditación. Esto es así porque, al aliviar la tensión de

sus músculos y estirar varias partes de su cuerpo, se estimula el *Prana* o sutil energía que se mueve a través de su sistema, y que favorece una conciencia equilibrada y meditativa.

No tiene que seguir la anterior exactamente, pero es un buen ejemplo de cómo se estructura una secuencia de Yoga.

Comienza con meditación y *Surya Namaskara*. A continuación, viene un grupo de posturas de pie, seguimos con posturas sentadas y finalmente tenemos un grupo de posturas que se realizan, bien tumbándose, bien comenzando desde una postura ya tumbada, y acabando con la Postura del Cadáver.

Así que la secuencia será: de pie - postura sentada - postura tumbada. Puede añadir o eliminar cualquier postura a esta secuencia, según necesite. Por ejemplo, si quiere proporcionar un cuidado extra a su columna vertebral, puede realizar la *Ardha Matsyendrasana* con las otras posturas sentadas, digamos después de la *Paschimottanasana*. O, si encuentra la *Upavistha Konasana* demasiado difícil, la puede reemplazar con algo que le resulte más cómodo. Las *asanas* descritas al comienzo de este libro conforman una buena colección de posturas de Yoga para principiantes y practicantes intermedios.

* * *

Quizás desee ejecutar una secuencia para un propósito más específico. A continuación, un ejemplo.

Secuencia para los hombros y el alivio del estrés

El estrés es un mal muy extendido hoy en día que, a menudo, se manifiesta físicamente, especialmente en forma de dolor y tensión en hombros y parte superior de la espalda. La rigidez de cuello o de hombros o una postura encorvada, son problemas muy comunes. Desde luego, no nos ayuda la costumbre de la mayoría de permanecer todo el día frente al escritorio, tecleando y clicando delante de la pantalla del ordenador, sin tiempo para prestar atención a la posición que adoptamos. La siguiente secuencia le ayudará a corregir todos estos problemas, aliviándole el estrés y el dolor en los hombros.

1. Comience con la *Surya Namaskara.*

2. De pie, adopte la Postura del Perro Boca Abajo. Manténgala durante un par de minutos.

3. A continuación, baje el cuerpo y manténgalo en la Postura de la Tabla o *Phalakasana*, durante otros dos minutos.

4. Regrese a la Postura del Perro y, de nuevo, a la Postura de la Plancha.

5. Levántese y adopte la *Tadasana* o Postura de la Palmera.

6. Desde allí, pase a realizar la *Trikonasana*.

7. Baje a una postura sentada y muévase hacia la *Gomukhasana* o Postura de la Cara de Vaca. Efectúela para ambos lados, estirando bien los dos brazos.

8. A continuación, realice la *Garudasana*, o Postura del Águila, de la misma manera.

9. Inclínese hacia delante en la *Paschimottanasana*, forward bending pose. Tire bien con las manos y relaje totalmente los músculos de la espalda.

10. Regrese a una postura boca arriba y realice la *Ardha Matsyendrasana* o Giro de Media Columna.

11. Túmbese sobre la espalda y realice la *Setu Asana* o Postura del Puente.

12. Relájese un instante en la *Shavasana*.

13. A continuación, eleve las piernas hasta la Postura Invertida o *Vipareeta Karani Asana*.

14. Desde la Postura Invertida, si puede, lleve las piernas sobre su cabeza, bajando la espalda en la *Halasana*, o Postura del Arado.

Regrese lentamente, vértebra a vértebra, a una posición tumbada, y descanse finalmente en la *Shavasana*. Relaje profundamente cuerpo y mente y respire en profundidad, sumergiéndose en un descanso profundo y reparador.

Respiración.

Son muchos los beneficios del Yoga, pero deberá usted experimentarlos personalmente antes de comenzar a comprender cómo esta disciplina puede influir intensamente en su vida. Mejorará usted el rendimiento en muchas áreas, incluyendo vida social y profesional, bienestar emocional, salud y adquirirá además una profunda sensación de paz.

Una de las cosas de las que se dará cuenta, según se introduzca más intensamente en la práctica del Yoga, es de que comenzará a prestar mucha más atención a esas otras áreas. El Yoga trabaja mejor en armonía con otras prácticas saludables, como parte de una aproximación holística al bienestar general, uniendo sinérgicamente cuerpo y cerebro en una unidad de trabajo coherente.

La coherencia es algo de lo que el experto neurocientífico y de comportamiento Alan Watkings habla ampliamente en su libro *Coherencia: la ciencia secreta del liderazgo*. Significa que las funciones de cuerpo y mente trabajan rítmicamente y en armonía en lugar de fluctuar de manera caótica entre diferentes estados.

Cuando su fisiología - por ejemplo, el pulso cardíaco - se vuelve caótica, el lóbulo frontal del cerebro se apaga. Este lóbulo es responsable del pensamiento fundamental, de la lógica y de la toma de decisiones; por él pasa todo lo que exige concentración y resolución de problemas. Si queremos atravesar eficientemente el agitado oleaje y las tormentas del agitado mar de nuestras vidas, necesitamos tener ese poder cerebral a nuestra disposición. He aquí el por qué resultaría imprescindible minimizar las caóticas fluctuaciones de cuerpo y mente, incrementando todo lo posible la coherencia.

Las herramientas con las que nuestro cerebro hace frente a la mayor parte de los problemas de la vida fueron diseñadas para combatir situaciones bastante primitivas, cuando nuestros antecesores vivían en la sabana y se preocupaban principalmente por cuestiones básicas como la comida, el refugio y por huir de peligrosos depredadores. Así que, en muchas formas, estamos escasamente equipados para combatir los retos de la vida. Por fortuna, sin embargo, existen algunos trucos que podemos emplear para que nuestro chirriante y obsoleto sistema funcione mejor en el demandante mundo moderno. Cuando mente y cuerpo trabajan juntos de manera óptima es realmente fascinante lo efectiva que una persona puede llegar a ser.

Una de las mejores maneras para establecer coherencia, o estabilidad de cuerpo y mente, es a través del trabajo con la respiración. Según Watkins, hay doce aspectos de la respiración que podemos trabajar y llegar a controlar, aunque cree que solo las primeras tres son esenciales para mejorar la coherencia. Aun así, mencionaré aquí las doce porque alguna de ellas es importante para la *Pranayama*, la rama del Yoga que trata del control de la respiración.

- Ritmo - una proporción continua entre las inspiraciones y las espiraciones
- Regularidad - la uniformidad de la respiración
- Foco de atención - ¿en qué lugar del cuerpo se concentra la mente cuando está usted controlando la respiración?
- Velocidad
- Patrón - la proporción concreta de inspiraciones y espiraciones
- Volumen- ¿cuánto aire toma usted en cada inspiración?
- Profundidad - ¿cuán profundamente entra el aire en los pulmones?

- Incorporación - sincronización de los sistemas del cuerpo, en su mayoría inconscientes
- Resistencia - cualquier obstrucción o constricción del fluido de aire, por ejemplo, obstruyendo las fosas nasales
- Mecánica - empleo de músculos como el diafragma
- Patrón de flujo - del aire a través del cuerpo
- Técnicas especiales- como las técnicas de meditación

La idea de la respiración rítmica es trabajar con los primeros tres aspectos, de tal manera puede inspirar contando hasta cuatro, espirar contando hasta seis y contener la respiración contando hasta dos. Puede realizar variaciones como 5:5, o de 3:6, o cualquier otra que le resulte más cómoda. Para este ejercicio, el número concreto no es ni de lejos tan importante como la consistencia del ritmo. Este ritmo llevará los de su cuerpo a la coherencia, lo que logrará estabilizar sus sentimientos, emociones y pensamientos.

Cuando respire asegúrese de hacerlo de manera regular de principio a fin. Cuando esté respirando, asegúrese de que las respiraciones son regulares de principio a fin. Respirar de manera tosca, irregular o jadeante aumentará la variación y el decrecimiento de la coherencia. Este es el segundo aspecto del ejercicio.

Finalmente, concentre su atención en el área central del pecho, cerca del corazón o *chakra* del corazón. Esto llevará profundamente su conciencia hacia el cuerpo, haciendo que se centre mucho más. Dada la conexión de esta área con las emociones positivas, esto le proporcionará un sentimiento general de bienestar psicológico. Sienta como su pecho sube y baja y concéntrese en la sensación del aire pasando por toda esta área central.

Este tipo de respiración es también una práctica estupenda para llegar a realizar las *asanas* del yoga. Cuando está realizando *asanas* su respiración será rítmica y continuada y se concentrará en diferentes áreas de su cuerpo.

Pranayama

Como hemos mencionado, la tradición del Yoga describe su propio conjunto de prácticas para trabajar la respiración. Forman parte de la ciencia de la *Pranayama*. Pueden encontrar una ampliación acerca de esta materia en mis libros sobre los *Chakras* y *Kundalini*. Aquí solamente aportaré una introducción básica, para que puedan hacerse una ligera idea.

Según la *Pranayama*, la respiración de está conectada con la *Prana*, una sutil energía que anima el cuerpo y el mundo. O, si así lo prefiere, puede imaginarlo como una energía que recorre la experiencia subjetiva que usted posee de su propio cuerpo y del mundo. En realidad, no importa mucho. La idea principal es que trabajar con la *Prana* puede mejorar enormemente su cuerpo y su mente.

En nuestro cuerpo sutil, la *Prana* discurre a través de un sistema de canales de energía. Hay muchos de estos canales, pero los principales son tres y discurren desde el *Chakra* raíz, cerca del ano, hacia arriba, hacia el *Chakra* corona de su cabeza:

- **Ida** Se encuentra en la parte izquierda del cuerpo y posee una cualidad femenina y pasiva.
- **Pingala** Se encuentra en la parte derecha del cuerpo y su cualidad es masculina y activa.
- **Sushumna** Recorre el cuerpo en su parte central y no es ni masculino ni femenino, pasivo ni activo - su energía es no-dual.

El objetivo último de la *Pranayama* es provocar que estas energías sutiles accedan canal central *Sushumna* y lleguen hasta lo más alto de la cabeza. Pero, atención: esto puede ser muy peligroso sin una preparación y sin la guía de un maestro espiritual cualificado.

El cuerpo sutil que usted posee es como un mapa de todos los aspectos y niveles de su ser. Como seres humanos, somos animales, pero también somos algo más que nuestra biología. Somos también capaces de alcanzar grandes cimas intelectuales y espirituales. Así, los *Chakras* se ordenan desde el nivel más bajo, que está relacionado con las funciones más simples y biológicas, al *Chakra* corona que es la consecución del nivel espiritual más alto y el conocimiento de una conciencia absoluta.

Ninguno de nosotros es *solo* un ser físico ni *solo* un ser espiritual. La lección que nos proporciona la espiritualidad india es que estamos arraigados en el nivel material y biológico de la vida tanto como en el plano superior y divino. Siempre hemos de mantener nuestros pies en el suelo para sentir la básica solidez de la existencia. No hay manera de huir; si tratamos de elevarnos y escapar de nuestra vida terrenal, caeremos en picado, como Ícaro, hacia la Tierra

Al mismo tiempo, lo terrenal no supone la totalidad de nuestra vida. Estamos compuestos aún más de cielo. Los físicos modernos nos dicen que, a pesar de nuestra apariencia de solidez, los átomos de nuestro cuerpo se encuentran bastante esparcidos; hay mucho espacio entre ellos. Somos en un 99.9999999999996% espacio vacío.

Así que el cielo y la tierra se unen en un ser: el ser humano. El Yoga desarrolla el aspecto físico de nuestro ser como base para trabajar con el aspecto espiritual. Si nos enfocamos en uno y obviamos el otro, seremos como un pájaro intentando volar con solamente un ala.

Sushumna es como un eje cósmico que conecta cielo y tierra. Permite establecer comunicación entre la materia y el espíritu. Pero antes de que esto pueda suceder, el cuerpo tiene que desarrollarse de tal manera que no sea arrastrado por la fuerza bruta de nuestro ser espiritual más íntimo.

Nadi shodhana / Alternate Nostril Breathing

Como se puede deducir por los conceptos de *Ida* y *Pingala*, el yoga enseña que nuestro ser contiene los dos factores, masculino y femenino. Esto no es ideología sexista: todos tenemos a ambos en nuestro interior y preferimos a uno sobre el otro. Esto también está relacionado con los lados izquierdo y derecho de nuestro cerebro. El izquierdo controla la parte derecha del cuerpo, que es el dominio de *Pingala*, lo masculino. El lado derecho del cerebro controla la parte izquierda del cuerpo, la cual contiene a *Ida*, el canal izquierdo o femenino.

Los hombres suelen preferir la energía masculina, pero *no todos*. Las mujeres, de la misma manera, *tienden* a preferir la energía femenina, pero, por supuesto, muchas mujeres no. Así, ninguna mujer confía en la energía femenina *todo el tiempo*. Somos seres complejos con muchas aristas.

Confiar demasiado en cualquiera de las energías puede resultar un problema. Demasiada energía masculina puede convertirle en alguien súper agresivo, demasiado analítico y dominado por la parte izquierda del cerebro. Como dice el refrán, cuando tu única herramienta es un martillo, todo es un clavo. Intentará arrasar con todo a lo largo de su vida, de una manera cruda y simiesca.

Demasiada energía femenina, y usted se volverá alguien dócil y pasivo, demasiado emocional y gobernado por el lado derecho del cerebro. Entonces será fácil para los demás aprovecharse de usted.

El Yoga busca el equilibrio entre las fuerzas opuestas. He aquí el por qué todos los *Asanas* de escritos exigen igual tiempo para ambos lados pierdo y derecho del cuerpo. El hecho es que tenemos a nuestra disposición las dos energías femenina y masculina, así que ¿por qué no hacer el mejor uso de lo que tenemos? Así encontraremos el equilibrio en nuestras vidas y podremos siempre encontrar una manera apropiada de hacer las cosas. Es mucho mejor que encontrarse siempre en descompensación.

La *Nadi Shodhana*, o respiración por fosas alterna, equilibra los aspectos femenino y masculino de nuestro ser, controlando la manera en la que la *Prana* fluye a través de *Ida* y *Pingala*. Mediante esta práctica, se proporciona igual tiempo a ambos canales, encontrando el equilibrio perfecto.

1. Para esta práctica, elija una de las posturas de meditación sentada, como la Postura del Loto o la Postura Perfecta. La del Loto es mejor por la manera en la que los pies presionan los canales sutiles de las piernas. Pero elija cualquiera que le resulte cómoda. ¡No se haga daño!

2. Pase unos minutos relajándose y practicando la respiración rítmica antes descrita. Esto llevará a sus ritmos psicológicos a la coherencia y calmará su mente.

3. Deje que su mano izquierda descanse sobre la rodilla y presione el índice y el dedo corazón de la mano derecha entre las cejas sobre el *Chakra* del tercer ojo. Esto estimula la introspección y la conciencia.

4. Espire completamente. A continuación, presione la fosa derecha de la nariz con el pulgar derecho. Inspire por la fosa izquierda, contando cinco segundos.

   (Puede cambiar este número según su nivel de comodidad, ¡pero manténgalo constante a lo largo de todo el ejercicio!)

5. Abra la fosa derecha, cierre la fosa izquierda presionando con el dedo anular y el meñique y espire de nuevo a través de la fosa derecha durante otros cinco segundos.

(Si prefiere tiempo diferente, asegúrese de que la duración de inspiración y espiración sean iguales.)

6. De nuevo inspire a través de la fosa derecha, tal y como ha hecho antes. Repita el ciclo diez veces.

7. Realice de nuevo la respiración por fosas alternas, esta vez invirtiendo las fosas: inspirando a través de la fosa derecha y espirando por la izquierda. Repita el ciclo diez veces.

Al tiempo que inspira y espira, siga la respiración con la mente. Permita que su consciencia se funda con el pensamiento, que se convierta en una con él. Puede repetir este ciclo tantas veces como desee. Es muy recomendable realizarlo a primera hora de la mañana o de la noche. También puede hacerlo en cualquier momento en el que se sienta con estrés o con agobio y necesite reencontrar su centro. Esta respiración le llevará inmediatamente al equilibrio, ajustando la energía entre las polaridades a masculina y femenina de su cuerpo y su mente.

Después, quizás quiera sentarse en meditación tranquila durante bastante tiempo. La *Nadi Shodhana* es una manera excelente de calmarse y preparar la mente para formas menos complejas de meditación y permitiéndole introducirse más profundamente en una concentración relajada pero alerta.

Jala Neti

Ya se habrá dado cuenta a estas alturas de que la respiración es algo muy importante en el Yoga, especialmente la respiración vinculada a la nariz y las fosas nasales. Así, es muy importante mantener los canales nasales limpios. Es común que se produzcan mucosidades a causa de enfermedades, alergias, contaminación excesiva, etc.

La *Jala Neti* limpia y permite al aire fluir fácilmente a través de la nariz. Puede parecer un poco extraña al principio, pero le garantizo que le hará sentirse un 100% mejor. Así que no permita que le intimide. Especialmente si encuentra dificultades para respirar o sufre de algún tipo de congestión, practicar la *Jala Neti* impiará todas las mucosidades y contaminación de sus canales nasales. Esto le permitirá practicar Yoga y *Pranayama* de una manera mucho más cómoda.

Para la *Jala Neti* se necesita verter una solución salina a través de una de las fosas nasales, de tal manera que salga por la otra, arrastrando consigo mucosidades, polvo y contaminación. Esto puede sonar horrible, pero no lo es. Resulta muy agradable, y es probablemente el tratamiento más efectivo para la congestión derivada de resfriados, alergias o sinusitis. Así que, inténtelo. Aunque no se lo crea, es con toda probabilidad la menos extraña de las seis *Shatkarmas* o prácticas de purificación.

Instrucciones

Para practicar la *Jala Neti*, necesitará una vasija especial llamada *Neti Pot*. Está abierta por la parte de arriba y tiene un gran pitorro con punta que entra de manera muy cómoda en nuestra fosa nasal. La mejor es la que tiene aproximadamente medio litro de capacidad. Se puede adquirir por Internet de manera muy sencilla. También es posible que la encuentre en su farmacia local.

Mezcle agua templada, aproximadamente a la temperatura del cuerpo, y sal. No use sal yodada ni sal con aditivos, como por ejemplo antiapelmazantes. La sal marina pura o la sal kosher servirán perfectamente.

a mezcla deberá ser de una cucharadita de sal por cada medio litro de agua. Mézclelo bien, de tal manera que la sal se encuentre completamente disuelta.

A continuación, vierta una pequeña cantidad de agua. Esto eliminará toda agua que no esté perfectamente mezclado con la sal.

Inclínese sobre el lavabo, torciendo la cabeza ligeramente, y coloque la punta del pitorro en su fosa izquierda mientras inclina la vasija. Instile la mezcla a través de su fosa nasal hasta que el agua salga por la otra. Continúe instilándola hasta que el tarro de esté vacío. Mientras realiza esto, respire por la boca.

El agua debería salir directamente de la fosa y no correr barbilla abajo, así que corrija la postura para que así sea.

Cuando la vasija quede vacía, suénese suavemente la nariz sobre el lavabo para expulsar cualquier mucosidad o agua que se haya quedado dentro. Llene la vasija de nuevo y repita con el otro lado.

Para finalizar, puede inclinarse hacia delante sobre el baño o ducha con las manos en las rodillas. Mueva la cabeza de izquierda a derecha permitiendo que el exceso del agua brote por sus ojos. Respire vigorosamente por la nariz para secarla.

Una técnica más avanzada exige tragar la mezcla a través de la fosa y escupirla por la boca. Pero mi recomendación es familiarizarse con esta primera técnica antes de intentar la segunda.

Beneficios: La *Jala Neti* es evidentemente útil para aliviar la congestión. Pero también elimina obstáculos al flujo de aire en ambas fosas nasales. Esto permite que sea más sencillo practicar la *Pranayama*. También equilibra la *Prana* entre los canales izquierdo y derecho, lo que permite equilibrar la actividad entre los dos hemisferios del cerebro, así como la energía del cuerpo. Estabiliza su mente, calma el estado de ánimo y alivia el estrés.

Cómo Meditar

Ahora que hemos recorrido las diferentes posturas para la meditación, probablemente resultaría práctico que hablásemos un poco acerca de *cómo* meditar. La meditación es el último grito hoy en día, con múltiples investigaciones científicas para avalar sus muchos beneficios. No se emplea solamente en terapia, sino también en oficinas y en el hogar para, en general, mejorar la calidad de vida de la gente

Se ha probado que la meditación reduce el estrés, incrementa la concentración y la capacidad cognitiva, reduce la ansiedad y la depresión y mejora el estado de ánimo. Las buenas noticias son que también es muy sencillo de hacer, así que, si le quedaba alguna duda o reserva acerca de su capacidad para practicarla, no se preocupe. Simplemente inténtelo durante cinco minutos.

Siéntese en una de las posturas de meditación ya descritas con la espalda recta pero relajada. Probablemente, si se sienta sobre un cojín notará cómo el dolor o la tensión en la espalda disminuyen, lo que le permitirá sentarse durante periodos de tiempo más largos prolongados.

Puede tener los ojos abiertos o cerrados, según desee. Si los tiene abiertos, mantenga la vista unos metros por delante de usted, un poco hacia abajo, puesta sobre algún punto del espacio o del suelo. En cualquier caso, relaje la vista, sin experimentar tensión ni tratar de enfocar.

Sienta el peso y el tamaño de su cuerpo. Sienta la presión del cuerpo sobre el suelo o el cojín, el peso de sus pies o sus rodillas sobre el suelo. Obtenga una sensación real del peso de su cuerpo allí donde entra en contacto con el suelo.

Respire un par de veces de manera profunda e intensa, como suspirando. Esto ayudará a liberar cualquier tensión que se encuentre acumulada en su cuerpo. Recorra con la mente las diferentes partes de su cuerpo intentando encontrar cualquier tipo de tensión o dolor o, alternativamente, cualquier sensación placentera. No tiene que hacer nada con esa tensión ni intentar cambiarla. Solo ha de sentirla y saber que está ahí.

Ahora concentre su atención en la respiración, los movimientos hacia dentro y hacia fuera de la misma. Sienta realmente el aire el frío en las fosas nasales al inspirar, la sensación de sus pulmones expandiéndose y del diafragma abriéndose. Sienta el calor en la nariz al tiempo que espira y cómo su pecho se cierra al tiempo que el aliento deja el cuerpo.

No trate de concentrarse de una manera intensa, sino permita a la mente descansar en su objetivo. La mente ha de fundirse con la respiración, identificándose con ella de una manera relajada.

Al principio, le ayudará contar la respiración. Así, con cada respiración, cuente *"uno, dos, tres..."* etc., así hasta *diez.* Empiece de nuevo desde *uno.* Si comienza a divagar o se distrae con pensamientos o emociones, no se preocupe. Suavemente vuelva su pensamiento a la respiración y empiece a contar otra vez desde uno.

¡Esto es todo! Permanezca así, en posición sentada y con la atención centrada en la respiración, de cinco a diez minutos. Si se da cuenta de que está todo el rato comprobando el tiempo, utilice una aplicación del móvil que le avise cuando sea el momento de terminar su sesión, de tal manera que pueda separar sus pensamientos del tic tac del reloj.

Practicar de manera consistente y diaria la meditación puede hacer maravillas con su nivel de estrés y con su estado de ánimo, proporcionándole una más feliz y más completa experiencia de la vida. Con tal solo una corta sesión de cinco minutos de meditación por la mañana, obtendrá el estado de ánimo perfecto para el resto del día. Si lo combina con cualquiera de las otras posturas de Yoga que hemos tratado en este libro, la meditación se convierte en una poderosa manera de incrementar su bienestar general y de mejorar su calidad de vida.

Los beneficios del Yoga

A lo largo de aproximadamente la última década, se ha llevado a cabo una gran cantidad de investigación científica para analizar los beneficios que el Yoga aporta al cuerpo y la mente humanas. El Instituto Nacional de la Salud (NIH) ha gastado millones de dólares en estas investigaciones y parece que cada día surgen nuevos estudios proclamando nuevos beneficios de esta disciplina.

Se han llevado a cabo miles de estudios especializados sobre los beneficios del Yoga, y lo cierto es que su práctica comporta tantos que no podría resumirlos en este libro. Así que he plasmado a continuación unos cuantos de los que reporta su práctica continuada.

- Mejora la flexibilidad
- Aumenta la fuerza muscular
- Reduce el riesgo de enfermedad cardíaca o infarto
- Alivia el asma
- Mejora la memoria
- Reduce el insomnio
- Alivia el dolor de forma más efectiva que la medicación
- Corrige la postura
- Disminuye el nivel de azúcar en sangre
- Previene las roturas de cartílago o articulaciones
- Protege la columna vertebral
- Ayuda a perder peso
- Ralentiza el proceso de envejecimiento
- Ayuda a recuperarse de una adicción
- Ayuda a combatir la depresión
- Incrementa los niveles de energía
- Incrementa la resistencia

- Favorece la fertilidad
- Reduce el dolor asociado con la artritis la fibromialgia y otras enfermedades crónicas
- Potencia la funcionalidad del sistema inmunitario
- Aumenta el flujo sanguíneo
- Reduce estrés y ansiedad
- Mejora las relaciones
- Mejora el rendimiento atlético
- Disminuye la presión sanguínea de manera más efectiva que la medicación
- Regula las glándulas suprarrenales
- Mejora la concentración
- Cultiva la fortaleza mental
- Incrementa la creatividad
- Favorece la creatividad
- Ayuda a alcanzar un sueño más profundo
- Disminuye la tensión muscular
- Mejora el equilibrio
- Favorecen los sentimientos de felicidad y vitalidad
- Favorece la autoconciencia
- Proporciona paz de espíritu felicidad y alegría
- Desarrolla la intuición
- Crea sabiduría

Convertir el Yoga en un hábito

El Yoga es muy parecido a ir al gimnasio. Practíquelo con regularidad y se pondrá en forma. Holgazanee, por contra, y aparecerán los kilos de más. Para conseguir profundos niveles de paz interior, claridad mental y felicidad, debe practicarlo de manera regular.

En 2010 un estudio llevado a cabo por la London University College, demostró que, de media, se necesitan 66 días para crear un nuevo hábito. Esto quiere decir que necesita invertir aproximadamente dos meses de esfuerzo antes de que la costumbre de la meditación sea algo automático, algo que usted pueda hacer sin ni siquiera pensar en ello: un hábito.

La clave para automatizar el Yoga es convertirlo en su máxima prioridad durante los siguientes 66 días: en esencia, ha de convertirse en la actividad más importante de su día. A continuación, le explico nueve maneras de convertir el Yoga en un hábito:

Trabaje en su PORQUÉ

Es importante tener absolutamente claro qué es lo que quiere conseguir al convertir el Yoga en un hábito. Repase de nuevo la lista de beneficios y decida exactamente por qué quiere practicarlo. ¿Su motivación es aliviar el estrés, eliminar la ansiedad, tener más éxito o construir relaciones más fuertes? Asegúrese de que sus porqués resuenan profundamente en su interior. Cuando encuentre su porqué, comience a visualizar su éxito. Imagine cómo será su vida cuando haya conseguido ese objetivo y utilice esta imagen como combustible y motivación para que le permita seguir adelante en su viaje junto al Yoga.

Comprométase con la actividad

Párese y llegue a un acuerdo con usted mismo o misma para, de ahora en adelante, empezar a practicar Yoga cada día. Establezca su firme intención de hacerlo y de no rendirse. Sienta la energía que crece en su cuerpo y selle que este compromiso de todo corazón.

Comience con astucia

No hay una cantidad "correcta" de tiempo para practicar el Yoga. Si es usted principiante, no caiga en la trampa de intentar practicarlo durante horas. Sencillamente, aún no posee usted la preparación adecuada para hacerlo. Puede comenzar con tan solo cinco minutos diarios y aumentar gradualmente el tiempo desde ahí. La clave está en no sobrepasar sus límites al comienzo: cinco minutos de Yoga cada día es muchísimo mejor que cinco horas una sola vez.

Decida un momento concreto y un desencadenante

Cuando alguien está intentando desarrollar un nuevo hábito, es muy importante contar con un desencadenante que sirva de recordatorio de la nueva costumbre aproximadamente a la misma hora cada día. La manera más sencilla es incorporar la meditación en su rutina mañanera o nocturna. La clave es escoger un desencadenante que facilite unir el nuevo comportamiento a una costumbre que ya existiera. Por ejemplo, puede decidir que va a meditar todos los días después de lavarse los dientes por la mañana o justo antes de ir a la cama.

Siga su progresión

Utilice un calendario para seguir su progresión y hacerla visible, haciendo una marca cada vez que pone en práctica su nuevo hábito. Esto le inspirará a continuar incluso cuando las cosas se pongan duras. Pronto le resultará más difícil romper la costumbre. Puede también emplear aplicaciones de móvil que registren su progresión, algo que yo he encontrado extremadamente útil.

Sea responsable

Busque a alguien que le acompañe en esta responsabilidad, preferiblemente que también busquen desarrollar una práctica de meditación a largo plazo. Esto aumentará enormemente sus posibilidades de éxito. Cuando se tiene a alguien que nos mantiene responsables es mucho más difícil incumplir una sesión.

Divida las sesiones

Un truco sencillo que puede utilizar para disfrutar más de su meditación es dividirla en dos sesiones más pequeñas. Esto le permitirán incrementar fácilmente la duración de la sesión total. En lugar de intentar sentarse durante toda una media hora, es, por ejemplo, mucho más sencillo, sentarse durante 15 minutos por la mañana y 15 minutos por la tarde.

Otórguese recompensas

Aquello que se recompensa, se repite. Su cerebro está constantemente asociando dolor y placer a cada cosa que hace. Así que, si quiere que su hábito de meditación triunfe, manipule su cerebro otorgándose una recompensa en el momento en el que haya completo la meditación. Puede ser algo tan sencillo como darse una palmadita en la espalda diciéndose "¡Buen trabajo, hoy has progresado!".

Recuerde: la constancia es la única forma de convertir la meditación en un hábito. Practicándola cada día creará nuevos vínculos neuronales que convertirán el comportamiento en automático, de manera que enseguida no tendrá ni siquiera que emplear su fuerza de voluntad para sentarse y meditar. Convierta la meditación en una costumbre arraigada y transformará todos los aspectos de su vida.

Conclusión

Espero haber sido capaz de ayudarle a entender de qué manera la práctica del Yoga le puede proporcionar paz, felicidad y alegría en la vida. El siguiente paso será aplicar lo que ha aprendido y desarrollar un hábito de larga duración. Puede que sea un proceso desafiante, pero le aseguro que lo merece: disfrutará de una vida más feliz, más pacífica y equilibrada, libre de estrés, ansiedad y depresión.

Le deseo éxito en este viaje y espero que comience a cosechar muy pronto los increíbles beneficios que puede ofrecerle el Yoga.

Finalmente, si le ha gustado de este libro, me gustaría pedirle un favor. ¿Sería tan amable de compartir su opinión, publicando una crítica en Amazon?

Su voz es importante para que este libro llegue a cuanta más gente posible. Cuantas más críticas obtenga, más gente será capaz de encontrarlo y disfrutar de los increíbles beneficios del Yoga.

Made in the USA
San Bernardino, CA
29 November 2019

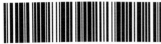